U0209601

我的
第一本生酮饮食书

曾心怡 著　　　　　张诚徽医学顾问、谢旺颖医师 审定

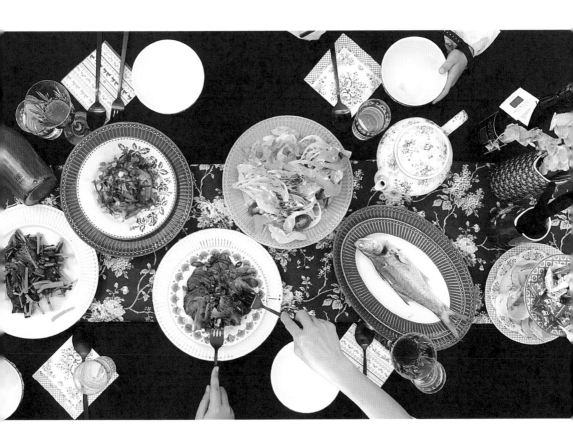

中国纺织出版社有限公司

图书在版编目（CIP）数据

我的第一本生酮饮食书 / 曾心怡著 . -- 北京：
中国纺织出版社有限公司，2021.10
ISBN 978-7-5180-8694-8

Ⅰ. ①我… Ⅱ. ①曾… Ⅲ. ①食物疗法—食谱 Ⅳ.
① R247.1 ②TS972.161

中国版本图书馆 CIP 数据核字（2021）第 138632 号

原文书名：《第一次生酮就上手：完美燃脂菜 106 道》
原作者名：曾心怡
© 柿子文化事业有限公司，2018
本书中文简体字版由柿子文化事业有限公司授权，由
中国纺织出版社有限公司于中国大陆地区独家出版发行。
本书内容未经出版者书面许可，不得以任何方式或任何手
段复制、转载或刊登。

著作权合同登记号：图字：01-2020-3061

责任编辑：舒文慧　　特约编辑：吕　倩
责任校对：寇晨晨　　责任印制：王艳丽

中国纺织出版社有限公司出版发行
地址：北京市朝阳区百子湾东里 A407 号楼　　邮政编码：100124
销售电话：010—67004422　　传真：010—87155801
http://www.c-textilep.com
中国纺织出版社天猫旗舰店
官方微博 http://weibo.com/2119887771
北京通天印刷有限责任公司印刷　各地新华书店经销
2021 年 10 月第 1 版第 1 次印刷
开本 710×1000　1/16　印张：12
字数：150 千字　定价：68.00 元

出版者的话

　　生酮饮食是一种能比较快速地减轻体重，尤其是减少体脂率的饮食方式。它的饮食特点是高脂肪、适量蛋白、低碳水化合物。生酮饮食与正常的膳食结构不一样，正常的饮食结构中，碳水化合物（葡萄糖）作为主要供能物质，占全部饮食的一半以上，但在生酮饮食中碳水化合物摄入量很少，机体的供能方式就由碳水化合物供能转变为脂肪供能。酮体有抑制食欲的作用。另外饮食中的脂肪、蛋白含量比较高，这些食物消化较慢、胃肠排空慢就能增加饱腹感，从而减少摄食，通过以上方法来起到减轻体重，尤其是减少机体脂肪的作用。进生酮饮食期间最好配合肌肉力量锻炼，也就是抗阻运动增加肌肉含量，或者至少不因为减重而减少肌肉。生酮饮食最初主要用于超重或肥胖的患者的减重，尤其是体脂率高的人，所以自己是否适合生酮饮食还是建议到内分泌科或专门的减肥门诊咨询后再开始。

2021年7月

生酮饮食必备秘籍

联名推荐

郭叶璘医生，台湾坜新医院影像医学科主任

郭汉聪医生，台湾"身与心的平衡"网站站长

薛维中，台湾整合身心健康研究与推广者／FB酮乐会社团版主

好评如潮

记得8个月前跟花花老师第一次碰面时，讨论想要出版一本生酮饮食专用的食谱，现在终于完成了！市面上有这么多低糖生酮食谱，为什么还要再出一本？这本食谱又有什么不同呢？拿到食谱的完稿，我真的被震撼了，因为这已经不只是一本食谱，它可以说是生酮饮食的教练手册了！

花花老师真的非常用心，不但亲身执行生酮饮食，了解生酮饮食中的魔鬼细节，而且从一个体验执行者的角度，再加上她多年料理教学的经验，非常详细地介绍了厨具、食材、酱料、油品，甚至外食、素食、甜点以及饮品该如何采买制作，看完以后，我只能说，这是每一位生酮饮食者必备的实战工具书，真的是第一次生酮就上手了！

感谢花花老师的用心！也很荣幸可以参与这本食谱的一小部分，这本书在几位医生的把关之下，有足够的专业度与精准度，绝对是值得收藏的生酮饮食工具书！

张诚徽（医学顾问）

经营餐厅19年，一直都走自己的路，美味是必需的，环境要温馨，服务要有爱，相信有生命的食物会说话，是可以和身体的细胞连接的，饮食是文化，

更是一种生活风格，追求美好是一种本能，但需要学习才有效率。生酮饮食是一种新兴的但却最接近老祖宗智慧的饮食法，洁净无污染的食物、天然多元的油脂及古老的海岩（岩盐），如此简单，但一般忙碌的现代人可能毫无头绪（其实是泡面和速食吃多了）。

别慌乱，花花老师以自身的生酮饮食心得和多年的烹饪教学经验，整理出这本有系统的食谱工具书（在餐饮江湖而言，像是一本练生酮的武功秘籍），真的给力，不论烹饪高手还是新"酮"学，都能一看就明白，而且很容易操作，重点是——不仅生酮，还很美味！

与花花老师谈起如何过"酮生活饮食"，她快人快语，首先从酱料入手，荤素皆宜，中西口味皆可，看来，如果此本食谱书畅销，可能"酮"学们只会到我的餐厅买油和盐了……

"酮"学们，祝福你，超幸运的，第一次生酮就上手。

张仁馨（荷风中国菜餐厅创办人）

生酮饮食为中年肥胖、三高及潜在患者带来了巨大的福音，它是一种既简单又有效的减肥及治病的方法。生酮饮食容易入手，但要持之以恒，要依此过着多变、美味的日子却不容易。花花老师的这本新书用心、精致又独具特色。如果你想要长期过着细致的、高品质的、多变化的"酮"生活，那么它将是你很好的指导工具之一。

本书分成五大部分，几乎收录了生酮餐饮上必备的资讯，比现有介绍生酮餐点的书籍更完整、更丰富、更多变、更具特色。如果你喜爱烹调，请按照本书所建议的原则、工具、食材、酱料、菜色、甜点等方式认真执行，你将不仅能够体验到生酮饮食带给自己更健康的身体——无须淀粉及糖类，也会感到人生充满了美好与滋味。

郑政秉博士（台湾云林科技大学财金系副教授兼推广教育中心主任）

做生酮饮食咨询这么长时间以来，我常常遇到"酮"伴们在做"自以为"的生酮，带着烦恼来咨询后，才懊悔应该早点来咨询，这些"自以为"的状况如下。

▶喝"防弹"等于在生酮：有许多"酮"伴每天早上一杯防弹咖啡、防弹红茶取代早餐，就认为自己在执行生酮饮食了，这真是天大的误会啊！所谓的生酮饮食，是能让身体产生酮体的饮食，如果身体没有产生酮体，喝十杯防弹咖啡也不能称为生酮饮食。

▶ **生酮饮食一定要断食**：生酮饮食不一定要断食，断食也不一定等于生酮饮食，这是两件事。我们可以发现，许多"酮"伴们稳定生酮着，却从来没有断食过；当然，也有些"酮"伴执行生酮饮食一段时间后，便自然而然地因为饥饿感降低，就默默的跳餐了。

▶ **只要不吃淀粉及糖，就是生酮饮食**：再重复说一遍，生酮饮食是能让身体产生酮体的饮食方式。因此，即使你完全没有吃糖与淀粉，没有产生酮体，就不叫生酮饮食。

▶ **生酮饮食只要比例对了，不用在意细节**：这点发生在非常多"酮"伴身上："我依照食物的营养标示去计算，很严格地调整自己饮食比例，让饮食的比例符合书上所说的5%、20%、75%，也确实生酮了，但为何血液检查报告改善有限，甚至体重也不再变化了？"这其实也是许多人生酮后仍小毛病不断的关键原因。

▶ **认为使用MCT或酮饮料产生酮体，就叫生酮饮食**：MCT（中链脂肪）因为不需经过肝脏代谢，就能直接被身体使用，进而产生酮体，因此，许多执行生酮饮食的"酮"伴为了快速得到酮体，就大量补充MCT油或使用酮饮料，这样其实并不叫作生酮饮食。

　　每当遇到这样的"酮"伴时，我就好希望有一本食谱书，让"酮"伴们看着并照着做，可以依照食谱上的搭配，简单地让生活中的餐食都达到执行生酮饮食的比例，更可以通过实际操作，慢慢地将生酮饮食的正确概念融入自己的生活中。如今，这个愿望终于实现了，真是感谢花花老师这么长时间的辛苦付出。

　　要执行生酮饮食，又不想做错的朋友们真的有福了。本书集合了花花老师执行生酮饮食的精华，每一道菜都精心地为"酮"伴们计算分量、计算比例，甚至注意到食材的搭配、季节食物的更替等，就是为了让你战胜魔鬼，吃得开心、吃得满足，更吃得正确！我真心的认为，这是人人都该备上的一本好书。

谢旺颖医师（谢旺颖亲子诊所院长）

专家介绍

张诚徽 医学顾问

　　曾担任多家生物科技公司的医学顾问，研究自然医学20余年，拥有美国自然医学医师资格，专精领域为营养免疫学、量子医学、生酮饮食、顺势疗法、氢分子医学、频率治疗、生物信息医学、干细胞再生医学等多领域整合医学。整合医学在美国已经是医疗费用支出的正式项目，在慢性病高发的时代，整合医学扮演着重要的角色，生酮饮食更是未来健康饮食的主流！张医师目前为台湾中华低糖生酮协会发起人之一，同时也是脸书（Facebook）上粉丝页"酮生活Keto Life Style"的驻站作家，希望通过讲座和读书会的方式推动生酮饮食的教育，让生酮饮食生活化，进而帮助大家重获健康。

谢旺颖 医师

　　毕业于台北医学大学，在马偕医院小儿感染科完成训练后，便至基层诊所服务。秉持着老师们传承的少用药的传统，他宁可花许多时间与病人沟通讨论，期望能尽量减少药物的使用。近几年，谢旺颖医师因为自己身体的状况开始研究营养学及饮食习惯，成功地通过细胞分子矫正医学与生酮饮食改善自己的体重过大、脂肪肝、轻度肾衰竭、高血糖及痛风等，并将经验分享给他的病人，而谢旺颖亲子诊所也成功地于2017年转型为整合医学诊所，不开西药。除了"谢旺颖医师的食疗实验室"外，谢医师也是脸书（Facebook）上粉丝页"酮生活Keto Life Style"的驻站作家，他将临床经验与相关知识转换成浅显易懂的文章，期望能帮助更多人了解正确饮食的重要性。

超幸运！第一次生酮饮食就上手

还记得流产的那一天，我因为没能保护好肚子里的宝宝哭了好久好久，之后做了身体检查，才知道我胆固醇过低。

原来我胆固醇过低！

我好惊讶！不是每个人都应该要降胆固醇吗？那段时间我一直吃红曲的健康食品，就是想要降胆固醇并预防心血管疾病啊！

然而，医生很慎重的告诉我，适当的胆固醇对青壮年的我们很重要，尤其我长期从事脑力工作，更需要有足够的胆固醇。原来我长期以来一直很容易疲劳，每晚八点半就寝，睡到早上六点半，仍然觉得睡不醒，以及后来越来越严重的眩晕，都跟胆固醇过低有关系。

医生建议我要多吃高胆固醇的食物，但吃太多就会变胖啊！我是个连喝白开水都会胖的人，一直处在觉得自己太胖所以节食，又因为吃太少导致身体无法负荷，再来疯狂大补的恶性循环中，让我觉得很累也很沮丧。

医生建议我生酮饮食看看

后来，在一次的聚餐中，身旁的朋友聊到他坚持生酮饮食的大转变——记得我一年前刚认识他时，根本就是位中年大叔，不过短短一年时间，再相聚时我差一点就认不出他了，至少年轻了十岁！由于用餐的时间有限，他简要地为我介绍生酮饮食，然后推荐了一本认识生酮饮食的经典书籍。

第二天，我刚好去拜访了家庭医生，顺便聊到了生酮饮食，没想到家庭医生竟然强烈建议我尝试生酮饮食，也觉得这将会是我扭转多年因胆固醇过低而眩晕、管理体重的好方法。可惜的是，我自恃有一点小聪明，稍微问一下医生，随便查了些资料，就开始用自以为正确的方式执行起"不吃碳水化合物、不吃糖的生酮饮食"——其实，才不只是这样。

执行生酮饮食的第一周，我就瘦了三四千克，期间内眩晕没再犯，连空腹喝咖啡都不再有胃食道逆流的状况。我好惊讶，这个饮食方式真是太神奇了！然而好景不长，第七天眩晕又犯了，我有一点紧张地到酮好社团寻问原因。真的谢谢酮好社团里众多热心的"酮"学们，他们认真分析我的饮食状况后提出建议——原来我吃的只是低碳饮食，初期瘦下来，只是脱水；至于第一周眩晕没发作，可能是吃了不少高胆固醇食物的关系，但由于我并没有**吃到基础代谢率**（身体在非剧烈活动的状态下，维持生命所需消耗的最低能量）所需的热量，眩晕才会又开始发作！

你根本不是在吃生酮饮食！

因为这样，我才乖乖的去买生酮饮食类的书来研读。对于没有医学背景的我来说，虽然读起来有些难懂，但还是从里面找到了几个生酮初期会遇到的问题或易犯的错误。

(1)误以为**"低碳水化合物、低糖"就是生酮饮食**　很多人并没有依照生酮营养比例来吃，吃了两周没效果就认为生酮饮食对自己无效！殊不知这种吃法等于"从来没吃过生酮饮食"，甚至"根本不认识生酮饮食"。

(2)误以为**生酮饮食＝大口吃肉减肥法——多吃肥肉就对了**　很多人都误以为生酮饮食就是一种大口吃肉还可以瘦的减肥法，事后才抱怨："我每天都吃卤猪脚，超多油又超多肉，为何没瘦没效果？"天大的误会啊！大口吃肥肉不单单只有吃到油，还吃进了很多蛋白质。生酮饮食必须注意蛋白质的摄取比例，**蛋白质摄取过多会导致糖质新生**（在血糖低下的时候，非碳水化合物如乳酸、丙酮酸、甘油——特别是蛋白质——转变为葡萄糖的过程），最后体内仍有很多糖，酮体根本就没有产生。外面卖的卤猪脚其实是生酮最大的敌人，因为卤汁一般来说都含大量的糖，你不仅吃到油跟肉，还有大量隐形的糖。

(3)**不愿意投资一台血酮机，来追踪自己的酮体状况**　很多人都认为照着生酮饮食的营养比例吃就会"生酮",但有时情况并不如我们想的那么理所当然。比方说,你的体质可能需要吃更多油才能生酮,或是你的碳水化合物耐受度很低,甚至是你没有发现暗藏在食物当中的糖等原因,最终导致身体没能有足够的酮体,偏偏生酮饮食所有好处的前提,正在于你身体里有足够的酮体,因此,如果没有定期检验、检验、再检验,你可能只是"自以为生酮",全是凭空的猜测。

(4)**你并没有给身体足够的时间,让自己从燃烧血糖的体质转为燃烧酮体的体质** 不是不吃糖与淀粉就表示身体里没有糖!研究报告显示,对大部分人来说,身体要适应以酮体为燃料,需要3~4周的时间。很多人十分心急,才吃1周就想要有明显效果,其实每个人的状况不尽相同。我个人的经验,是坚持4周才开始渐渐习惯这个饮食方式,然后体形出现明显的变化;到了第8周,变化就更明显了;真的要能稳定,则是第12周以后的事了。

(5)**一天之内进食的频率太高,无法忍受饥饿感** 大部分人的身体已习惯血糖降低就进食的模式,但酮体必须要血糖消耗到某个程度后才会开始生成,因此一开始容易觉得饿,这很正常,此时,来1块奶油或15毫升的橄榄油就可以快速消除饥饿感。还要注意,很多人的饿只是嘴馋,甚至是压力过大时的一种发泄方式,<u>其实你并没有自己所想的这么饿!</u>(我的经验是:饥饿感通常就是一、二十分钟的事,过了就不饿了,此时,你的身体也开始燃烧脂肪,也就是——已经在瘦身啦!)

(6)**压力过大或缺乏睡眠** 许多人对于减重的期待太高,见体重秤的数字没减少就烦躁,质疑为何没效果!其实压力与睡眠不足都会让血糖值升高,这并不利于酮体的生成,因此,放轻松才是生酮饮食过程中应有的态度。我一直认为,生酮饮食是一种生活态度,拒绝摄取对身体不好的食物,对自己的身体负责任,因此诚心建议大家要<u>以享受的态度来吃</u>,才能长久地维持这样的饮食方式。

书中的这些提醒让我十分震惊!原来我从来没有真正认识生酮饮食。发现自己吃错了之后,立马开始调整饮食规划与作息时间。另外,我本身就是烹饪老师,对于食材的运用及掌控度较高,因此很快就掌握了高油脂料理的诀窍,让自己可以快速而顺利地进入"酮症"。

不要被"酮流感"打败了！

　　我常在酮好社团看帖子，在看了"酮"学们的众多经验及疑问后，我才发现自己有多幸运！由于我用很快的速度让自己稳定"生酮"，因此不适的状况（即俗称的"酮流感"，例如：疲劳、头晕、血糖骤降、便秘、渴望碳水化合物、肌肉疼痛、运动表现不佳……）并没有持续太久。

　　正因为这样，我诚心建议想要尝试生酮饮食的朋友们：不要三心二意，要好好展现出你的意志力！**燃烧血糖又同时燃烧酮体的过程是最辛苦的**，不舒服及不适应的时间持续过久真的容易让人萌生退意！因此，我在这里针对新手常遇到的几个状况分享一下我的小秘诀。

(1)饥饿难耐　大多数朋友最难忍受的莫过于饥饿感，我一天会吃**600克以上加了足够油脂的深绿色蔬菜**，油脂和足够的纤维质都可以提供很好的饱腹感，因此多种料理青菜的方式、善用各种酱料是生酮饮食的关键。若真的饿到受不了，可以吃一小块撒上各种风味盐的黄油，或是喝一大匙橄榄油，都有助于获得饱腹感。本书也会特别介绍蔬菜的各种料理方式，以及各式酱料如何搭配。

(2)对碳水化合物的莫名渴望　大约在第4周的时候，有些人会对面包、蛋糕、糖有很强烈的渴望，我个人当时就超级想吃法式甜点，可是都坚持4周了，真的不想轻言放弃，因此就自己动手做法式甜点。甜点并不是一般饮食中必不可少的，但人难免会嘴馋，何况过生日等特殊节日难免也希望有甜点应景，与朋友聚会多少会希望来个甜点作为完美的收尾。因此，本书也会教大家做生酮甜点，从简单到进阶都有。若真的懒得自己动手，也可以跟信誉高的网络卖家代订，毕竟只是偶尔为之的点心，投资大量烘焙器具的确不太划算。

　　话说回来，还是衷心建议大家要慢慢习惯没有甜点的生活，我自己的经验是这样的，真的很想尝点甜蜜滋味时，稍微吃点坚果、奶油，对甜点的渴望一下子就过去了！享用生酮甜点后反而越来越无法克制想要吃甜点的欲望——记得稳定生酮3个月左右，我不知哪根筋不对，开始尝试每天增加一点碳水化合物，原先对碳水化合物不太有渴望的我，竟开始嘴馋，几天后甚至无法克制，想要一直吃！这个状况越来越严重，我原本稳定的血糖竟然开始一路狂飙，而且还降不下来！这个紧急情况促使我毅然停止碳水化合物的摄取，3~5天后，对碳水化合物的渴望才渐渐消失。我后来发现，只要身体习惯了没有糖和淀粉后的"酮症"，渐渐的就会失去对它们的渴望。在仔细观察身体后，我发现自己吃了淀粉就开始胀气，吃了糖就开始渴到不行、一直想灌水；也有网友跟我分享，他生酮3个月稳定后忍不住吃了法式甜点，竟然没有满足感，而且吃一点就不想吃了！若是身体都这么明确的表达出需求，你为何硬要跟它唱反调呢？

熬过前3个月就好了！尽可能避免在尚未稳定生酮的状态下接触碳水化合物，一旦破功了，对糖的渴望会不减反增，进入可怕的恶性循环。就像戒毒瘾、戒烟瘾一样，你需要坚强的意志力抵抗糖瘾的诱惑。亲爱的读者朋友，让我们一起迈向不被食物绑架的生活，迎向健康与轻盈吧！

专家重点提醒

张诚徽医学顾问 为什么前3个月不能吃糖？

糖和许多食品加工原料很容易造成我们味觉的钝化，何况摄取糖会导致胰岛素浓度升高，阻碍脂肪的分解，结果便是无法产生酮体。那么代糖呢？代糖虽然在化学上不会刺激胰岛素分泌，但有实验证明代糖会增加其他食物对胰岛素的刺激程度，因此同样会造成影响。建议大家一定要渐进式地断掉糖和代糖的摄取，这对健康有很大好处。

(3)闻到椰子油味就觉得腻 第一天喝椰子油的时候，我觉得好开心，未来都要喝这样好喝的油呢！可是才进入第二周，我便闻到椰子油的味道就反胃，一丁点儿也喝不进去，甚至连加在菜肴里都觉得好可怕，更别说是早餐那一杯防弹咖啡了。因此，真心建议大家不要一开始疯狂的只喝椰子油，其实各种油品都有它的营养，应该要多了解如何运用不一样的油品做出美味的料理，比方说做成好吃的酱料，搭配生菜、肉类或拿来拌青菜、当成食材的佐酱等。除了椰子油，橄榄油、南瓜籽油、榛果油、葡萄籽油等，也都值得尝试。为你的人生加上各式好油，绝对是能长久走在生酮路上的重要关键！

张诚徽医学顾问 因断糖而减少的食物营养，可从油品补充

好的初榨冷压油，大多由种子（核桃、榛果、夏威夷果、奇亚籽、南瓜籽……）或果肉（牛油果、橄榄）经过冷压方式去除纤维后，保留完整的种子营养，包含各式脂溶性维生素、植物固醇、矿物质、微量元素，还有各种不同的脂肪酸，这些冷压油压榨取用果实和油的比例通常为（8～15）：1，是高浓缩的营养来源，因此这是一个很好的补充完整营养素的方法。

(4)运动表现明显变差 我一直很喜欢慢跑，执行生酮饮食之初，不要说慢跑，连爬楼梯都觉得喘。这真的让人很沮丧，令我怀疑起选择这种饮食方式是否正确，直到请教医生过后，才知道原来这是正常的。身体从燃烧血糖转为燃烧酮体需要适应期，因此，我放下对慢跑的坚持，改成多走路，例如以往开车前往的地方，现在改坐公交车，给自己更多散步、走路的时间。一直到了第9周，我在感觉到走路跟爬楼梯不再容易喘了之后，才又重新开始慢跑、做Tabata间歇训练的习惯。很有趣的是，度过了适应期后，运动表现就自然恢复了，甚至更棒！以往我做Tabata很容易喘，现在可以持续较长时间不喘，慢跑也一样——只能说燃烧酮体后就像是换了个身体似的！

(5)出门吃东西很不方便，感觉快要没有朋友了 一开始还不太能掌握饮食诀窍时，跟朋友出门吃饭时，眼睁睁看着别人吃美食，自己却什么都不能碰，很是沮丧！再加上朋友们对生酮饮食不够了解，会在席间提出质疑："这也太怪了吧？只吃油会瘦？你不要被骗了，新闻都说这种饮食方式会中毒！"此时你真的会感到绝望！其实，外食也可以很生酮，只要能掌握一些基本原则，例如挑个适合的餐厅、彻底搞懂生酮饮食的营养比例，以及多认识生酮"好朋友食材"等，本书会特别教大家在各式餐厅该如何吃出生酮、吃得开心。

(6)一直犹豫到底要不要投资一台血酮机 不瞒大家说，我一开始也很犹豫是否真的要立刻投资一台血酮机，我连自己能坚持这种饮食多久都不知道，而且采血很痛。因此，一直拖拖拉拉到生酮饮食一个月后才买血酮机，买了之后我非常后悔——应该一开始就买的！因为第一个月我其实是用盲人摸象的方式在执行生酮饮食，虽然我可能比较擅长掌控食材特性，但偶尔还是会有所

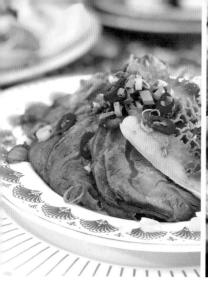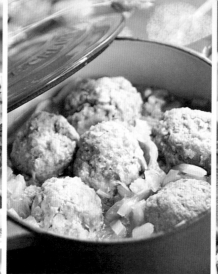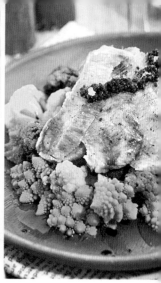

疑惑，例如："玉米不能吃，那玉米笋可以吗？"或是吃了之后会有点怀疑"这样吃到底对不对？"有了血酮机之后，就不需要再担心这些事了，只要检验血酮数值，就会知道到底吃得对不对，进而减少重复犯错的机会，所以真的强烈建议大家，既然决定要进行这种饮食方式，最好能够投资一台血酮机，在生酮路上给自己最大的支援。

专家重点提醒

张诚徽医学顾问 为什么一定要有血酮机？

人体的酮体有三种：

(1)**乙酰乙酸**：尿液中主要的酮体；

(2)**β-羟基丁酸**：血液中主要的酮体；

(3)**丙酮**：呼吸中主要的酮体。

对生酮饮食来说，最有意义的是血酮，因为人体利用的酮体大多以此形态存在。尿酮只在初期简单判定是有意义的，进入稳定生酮后可能会测不到，而呼吸酮则稳定性不足。

(7)体重都没降、体脂率也没降，再加上好想吃面包，还是放弃吧　根据我的经验，一开始体重降下来其实只是脱水，不是真的变瘦了！我在第2周就瘦了6

千克，之后体重就没有再下降，体脂率则是一点一点慢慢地降，但真的让朋友看到我都说"哇！你瘦了好多"，则是生酮饮食第8周的事了！生酮饮食第4周左右，我背部的肉变少了，不那么虎背熊腰；第6周左右腰内肉捏起来变少、裤子明显松了；到了第8周，连裤子的裤腿也变松啦！这些都不是一夕之间就可以做到的！只是看网络上的分享，有时会让我们很羡慕：怎么可以瘦得这么快？其实我要很诚实地说，"照片＝照骗"，拍摄角度、姿势都会影响照片的呈现，最重要的是——健康是你自己的，何必跟别人比？如果你真心想往健康的路上迈进，就不要给自己任何借口，不要让别人影响你的心情，别人做得到，你一定也可以！

专家重点提醒 **张诚徽医学顾问** 生酮饮食后的体重和体形变化

影响体重与体形的主要因素是水分、肌肉与脂肪，这三者的密度跟体积都不同。

在生酮饮食初期，因为减少碳水化合物的摄取、胰岛素分泌减少，身体会排除多余的水分，所以重量会减少得比较快，体形仅会有局部的改变，脂肪跟肌肉的重量变化不大。

到了生酮饮食的第二阶段，体内的水分稳定了，脂肪开始燃烧，体形就会开始有明显的变化，因为脂肪的密度最低、体积最大，所以当脂肪被燃烧掉后，便能看到身体曲线明显的改变。

至于肌肉，在生酮饮食的阶段中是不会减少，甚至会有些增加的，如果能搭配重量训练，可以达到更明显的增肌效果。

(8)**大家都在补碳耶！我也来个补碳日吧** 老实说，我并没有在生酮饮食的相关资料上看到"补碳"的说法。好不容易都"生酮"了，为何要让自己脱酮，再辛苦回到"酮症"里？尤其是还没进入生酮"稳定期"的人，这只会让自己更加不舒服、不适应！与其在前三个月一直贪吃或偷吃碳水化合物，何不稍稍忍耐，在三个月的生酮稳定期后，再来测试你的"碳水化合物耐受度"，**生酮饮食并不是不许吃所有的碳水化合物**，只要你控制分量，每个人能够忍受的碳水化合物量不一样，但只要在分量之内都不会有问题！

张诚徽医学顾问 生酮饮食不需要"补碳日"

生酮饮食每日都有5%～10%的碳水化合物比例，并非完全不吃，而且人体的血液大约5000毫升（约占体重的1/13），而一般正常人空腹全血血糖按100毫克/分升估算（即1毫克/毫升），换算下来：5000毫升×1毫克/毫升=5000毫克=5克，也就是说人体大约只需要5克的血糖。此外我们摄取的蛋白质也会经由糖质新生作用而产生葡萄糖，以供人体利用，因此，并不需要特别"补碳"。

(9)**压力过大** 很多人急着想瘦，只要看到体重开始停滞不减就心情低落，再加上平常喜欢的东西不能吃，就更觉得心情无比沉重了。要知道，压力会刺激胰岛素的生成，还会引起肾上腺皮质醇分泌，激起升糖素，进而让血糖升高，酮体的生成就容易受到抑制。因此，"酮"学们千万不要心急，放轻松点，开心地吃，认识食物、了解食物才是生酮饮食的奥妙所在。

(10)**开始掉发** 我在生酮饮食的第4个月开始发现掉发的状况越来越严重，但仔细观察后，发现这个情况有点像是产后的掉发，细细的新发也同时长出来了。这时候，我们更要注意摄取不同种类的蔬菜、肉类、脂肪，避免营养缺失，而且要摄入足够的热量，此外，还要注意睡眠状态，并尽可能减少压力。不用太紧张，3~6个月会渐渐改善！

谢旺颖医师 多元饮食，让头发长回来

生物素（又称维生素H、维生素B_7）是代谢脂肪及蛋白质不可或缺的一种维生素。体内足够的生物素能维持人体正常成长发育，维护头发、指甲及皮肤的健康。生酮饮食初期因为大量脂肪代谢需求，生物素消耗量大增，导致身体无法提供足够的生物素，无暇顾及到头发。坚持一段时间后，身体渐渐了解每日需求量，只要注意多元饮食、选择对的食物，当身体调整好，头发就会长回来了！

(11)**月经开始不规律**　我过去曾因为胆固醇过低，而长期处在每个月需要大量补充高胆固醇食物才能催经的状态，进行生酮饮食后，胆固醇增加，每个月月经都准时得不得了！不过，激素的运作十分复杂，每个人的身体状况也不同，建议要多听听专家的建议！

专家重点提醒

谢旺颖医师　如何面对生酮饮食过程中的月经紊乱现象？

很多女生执行生酮饮食时，经期突然变得不正常，一吃碳水化合物月经就来，所以生酮界流传着"要补碳，经期才会顺"的说法，但是同时我们也听到另外一种状况，生酮前月经一直不准，开始吃生酮饮食后，月经每个月都来，而且都很准时。如果女生经期需要补充碳水化合物是真的，为何会有第二种情况发生呢？

让我们先了解一下"生理期"吧！

(1)**卵泡期（上次月经结束至下一次排卵日，发芽期）**　在这期间，你的脑垂体会分泌卵泡刺激素（FSH）和少量黄体生成素（LH），刺激卵泡们在卵巢内生长，其中只有一个卵泡会成功的发育成熟。一旦成熟，卵泡就会分泌雌激素，刺激子宫内膜发生增生性的变化。

(2)**排卵期（种子飘散期）**　在下次月经来潮前的14天左右为排卵日，一般将排卵日的前5天和后4天连同排卵日称为排卵期，这期间脑垂体又会分泌促性腺激素，并且大量分泌黄体生成素。这些激素会"告诉"你的卵巢要赶快释放成熟的卵细胞（这也就是我们常说的"排卵"）。

(3)**黄体期（落地生根期）**　排卵后卵子细胞会离开卵泡，独自在输卵管里走上一条漫长的路。如果24小时内没有精子细胞过来受精，卵子细胞会破裂，然后被吸收掉。在卵子离开卵泡后，卵泡会在卵巢里变身为黄体。所以黄体大量的分泌雌激素和黄体酮（一种孕激素）。在黄体酮的影响下，子宫内膜开始增厚。

(4)**月经来潮（崩散期）**　如果上面的黄体期没有形成受精卵，黄体酮、雌激素水平会急速下降。这种激素骤然的变化会导致子宫崩溃出血，内膜脱落，也就是我们通常所讲的"月经"。

健康教育知识讲完了，来看看生酮跟经期的关系吧！

几乎所有的女生在进行生酮饮食的时候都会经历"月经不正常"的阶段，以下是可能的原因。

▶ **生酮以前：**当身体内有很多多余脂肪的时候，很多雌激素会储存在脂肪细胞里面。而我们刚才说过，雌激素可以用来"告诉"子宫开始"制造"子宫内膜。所以，如果有一部分雌激素被"藏"在脂肪细胞中，你的子宫内膜相对薄一点，月经的量也会因而少一点。

▶ **生酮之后：**当你的身体开始生酮的时候，身体开始靠分解脂肪供能。脂肪细胞里的雌激素就会被释放，血液中雌激素浓度升高。你的子宫内膜会变得更厚，并且在高浓度的雌激素下很不稳定，导致月经提前，而且量更大！

生酮饮食是启动脂肪燃烧的一种饮食方式，而脂肪和内分泌系统的工作有关，短期间的调整混乱是必然的，那也代表你的身体真的改变了！

很多人在开始生酮以后，月经乱了时间，一"补碳水"月经就来了，进而误以为经期需要"补碳水"，但现在我们可以从上面的原理得知，那是因为身体感知到饮食变化后所产生的调整反应，如果这时突然改回原本的高碳水化合物饮食，就会让身体回到原本的状态，但这并不是好事，因为之后又要重新入"酮"，反而会让身体更混乱。

在生酮饮食者从"碳人"转为"酮人"的初期，饮食的突然改变会造成激素的突然变化，你的身体会非常"疑惑"，需要一段习惯和反应的时间。一般而言，只要过了2~6个月的适应期，下丘脑和脑垂体就会"搞明白"体内激素的变化，又会通过调整激素分泌帮你把生理期恢复正常。

根据很多进行临床治疗的医生和生酮实践者的反馈来看，生酮带来的副作用和好处如下所述。

▶**生酮给大部分人带来的副作用：**大部分女生在适应期的过程中都会提前来月经，而且会量更大，持续的时间更长。

▶**生酮给大部分人带来的好处：**一旦适应后，很多女生会感觉到经前综合症（痛经、情绪波动）减轻了，而且长期来看，让激素更加稳定了。

　　最后，为大家做个总结，我们在开始生酮的时候的确会出现月经不调，但随着身体的适应，激素会趋于稳定，月经也会恢复正常。此外，不管你是不是进行生酮饮食，建议不要频繁改变饮食的习惯，以免身体长期处在激素紊乱的状态。

　　生酮饮食每天都有5%~10%的碳水合化物来源，足够身体所需，而且身体可以通过糖质新生的方式制造葡萄糖，所以真的不需要额外大量补充碳水化合物。

⑿实行间歇性断食好难熬　初期建议大家以加了20~30克的椰子油或奶油的咖啡替代早餐，让进食时间段调整在12~20点之间，也就是16：8的间歇性断食，这是为了降低空腹胰岛素，让酮体顺利生成。身体慢慢适应"酮症"后，可以调整成12~18点之间进食，实际上，当身体适应后是不太会有饥饿感的，间歇性断食就自然水到渠成了！

专家重点提醒

张诚徽医学顾问 生酮饮食、防弹咖啡与间歇性断食

　　常常听到大家说："我在吃生酮饮食呢！"怎么吃？"我喝防弹咖啡啊！"这真是生酮饮食经常听到的对话了！生酮饮食跟防弹咖啡到底有什么相关呢？

　　防弹咖啡的创始人是美国硅谷工程师戴夫·亚斯普雷（Dave Asprey），他提倡"防弹饮食法"（The Bulletproof Diet），并且出版了《防弹饮食》一书。而"防弹咖啡"，则是戴夫某一年去西

藏的时候，因为饮用"牦牛酥油茶"而感到能量充沛，几经改良之后研发而成。防弹咖啡的配方是"咖啡＋奶油＋椰子油"，它之所以热门和流行，是因为跟减肥有关而引起大家强烈的关注。至于生酮饮食，由于执行时要摄取70％（每日热量需求比例）的脂肪，所以很多人就将两种方法结合在一起，因为这样，才让大家误认为防弹咖啡＝生酮饮食＝减肥！

然而，生酮饮食最重要的原理其实在于降低空腹胰岛素浓度。胰岛素浓度高时会降低血糖，并启动储存跟合成脂肪的机制；当胰岛素浓度下降，则会解除胰岛素对脂肪酶的抑制，并启动脂肪燃烧分解的机制，酮体也就顺应而生。

降低空腹胰岛素最起码要超过10小时的断食，所以通常需要配合间歇性断食（例如16：8或18：6断食，只吃中餐跟晚餐，早餐不吃），但是一般人初期要直接采取一日两餐，会有饥饿难耐的感觉，于是，防弹咖啡便成了一个熬过饥饿的好方法。

对于生酮饮食来说，防弹咖啡就是一个补充热量又不刺激胰岛素的方法，因此，不一定要"咖啡＋奶油＋椰子油"，也可以是任何的优质脂肪，例如"酥油＋红茶或绿茶""特级冷压初榨橄榄油＋咖啡"之类的组合，一般也称为"脂肪炸弹"（Fat Bomb）。

了解以上原理就可以知道，想要用脂肪炸弹辅助间歇性断食而顺利生酮，有几件事情要注意。

①保持进食时间段在6小时或8小时内，并且不要在脂肪炸弹前后4小时内补充会刺激胰岛素的食物（糖、淀粉与大量蛋白质）。

②如果希望达到生酮的效果，其他两餐的食物也尽可能按照生酮饮食的营养比例来摄取（脂肪70％＋蛋白质20％＋碳水化合物10％），效果会更好。

③如果你的空腹胰岛素浓度过高，身体就需要更多时间来慢慢降低空腹胰岛素的平均浓度，减重的效果才会越来越好。

④不要因为这个方法很简便，就一天喝三杯，而失去了补充食物营养的机会，因为身体需要很多不同的营养素去辅助作用。

⑤请尽可能补充优质多元化脂肪，让身体得到优质原料供细胞运作。

(13)**小腿抽筋、晚上难以入睡** 我在生酮饮食4个多月时突然增加了不少工作，承受着不小的压力！除了不好入睡，睡到半夜小腿还抽筋，疼痛不已，询问了谢旺颖医生后，才知道这是缺镁的症状。补充了镁之后，当天晚上抽筋的状况就立刻改善，而且睡眠品质也大幅提升。

专家重点提醒

谢旺颖医师 生酮饮食需要补充更多镁以促进脂肪酸的代谢

镁是控制钙进出细胞很重要的元素，过多的钙如果存留在细胞内无法排出，就容易造成肌肉细胞收缩而无法放松，也就是抽筋或肌肉痉挛。此外，白天过度运动而使身体肌肉过度疲劳，或是情绪紧张造成肌肉无法放松，也有可能突发抽筋现象。这时候，补充足够的镁，会有很大的帮助。

生酮饮食则因为是利用脂肪酸代谢的酮体产生能量，因此需要补充更多的镁离子来帮助脂肪酸的代谢。

虽然我并不是医学专业出身，但为了对自己的身体负责任，我真的阅读了很多国内外的相关资料，也经常请教医生对这些状况的建议及看法。我们的身体已经燃烧血糖运作了一辈子，要让它换个运作方式真的需要时间，因此我还是想给所有打算尝试"生酮饮食"的朋友们一个建议，请至少坚持3个月（很重要，请自己念3遍），给自己足够的时间体验到这种饮食方式给你带来的好处，相信试过之后，你就不会再回头啦！

展开生酮生活新生命

开始生酮饮食后，我体验到很多健康的"副作用"，所以才会希望通过我比较擅长且喜爱的料理，分享生酮饮食为我带来的改变！

(1)**更了解每天供给能量的神奇食材** 对我来说，坚持生酮饮食的收获不仅限于获得健康、精神变好，最让我感动的是，这种饮食生活方式引领我重新审视每天为我提供能量的食物，我认真研究它们的成分，了解它们对身体的帮助，并打从心里感谢它们带给我满满的能量！这是生酮饮食带给我最大的改变。

(2)身体开始选择有益的食物并排出产生负担的食材 我不再一整天都感到嘴馋、想吃东西，只选择对身体有益的食物，不再给身体增加负担。

(3)味觉变得灵敏 在少了糖的阻抗后，味觉变得敏锐，更能够分辨对身体有益的食物并排除有害的化学添加。

(4)体重、体脂下降 通过燃烧脂肪产生酮体的机制，体重、体脂下降，身体更加轻盈。

(5)头脑清晰 由于酮体是大脑工作最好的燃料，在身体燃烧酮体的状态下，头脑会更加清醒、思考更加有效率、专注力也得到提升。

(6)精力旺盛 酮体是效率较高的"燃料"，因此适应"酮症"后会感到精力旺盛，像我之前每天要昏睡10小时以上，现在睡6小时就觉得神采奕奕。

(7)情绪稳定 戒糖后情绪开始变得稳定，不再容易暴躁发怒！

(8)血糖降低 我家有糖尿病史，为了坚持生酮饮食，才发现原来自己的血糖值偏高，而在坚持生酮饮食之后，我的血糖便得到稳定的控制，不必再担心糖尿病找上我了！

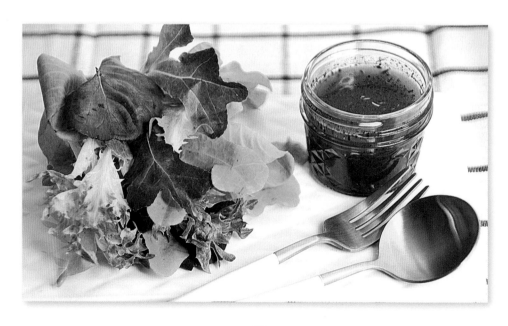

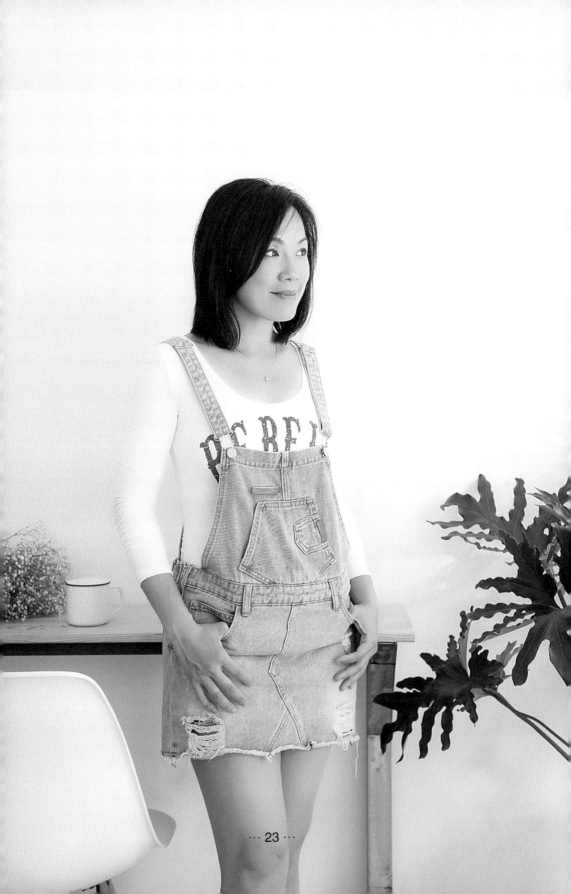

目 录

第三章　生酮料理常备菜

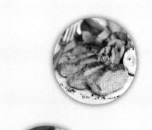

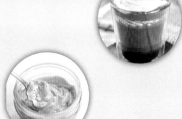

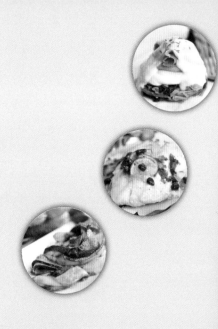

第四章 生酮食材变变变

第五章　生酮甜品

第一章

启动生酮开关

生酮饮食前应先了解的六大基本原则

几十年来，传统饮食金字塔已经根深蒂固地刻在我们的心里，因此改变饮食方式会觉得有些不适应，但其实我们只是翻转饮食金字塔，将碳水化合物与脂肪的比例倒转。只要能花一点点时间去适应，是可以很快上手的！

原则一 让我们一起翻转饮食金字塔

刚接触生酮饮食的朋友最常说的一句话就是："怎么这么复杂？感觉一直在算数字，以前吃饭从来没有这样精算过每日营养成分！"

这话说的没错，不过那是因为我们从小就被灌输了一个"饮食金字塔"（图1-1），主食为米饭、面粉制品等碳水化合物，加上中等分量的蛋白质、膳食纤维，以及少量的脂肪。从小，家人们就依据这个比例为我们准备每天的食物，路上小吃店、便当店、餐厅也大都遵循着这个比例安排餐食，这个"饮食金字塔"早已经是我们身体的一部分，不需要精算，也可以八九不离十地完成所谓的"健康餐食"比例。因此，你买自助餐一定会先盛一碗饭或点一碗面，享用餐点时会很自然地将鸡腿的皮剥掉或挑选油脂较少的猪里脊、鸡胸肉，以防止油脂摄取过量，更有甚者还会挑选不带那么多油光的青菜。

生酮饮食其实一点也不难，只是将以往你所认知的"饮食金字塔"翻转成"生酮饮食金字塔"（见图1-2）：主食变成各种对身体好的优质油脂，佐以适量蛋白质和丰富的膳食纤维，再加上少量的碳水化合物。刚开始时你会稍稍感到困惑："这比例怎么看起来很怪？"但通常只需要一个月，你就能够得心应手地挑选、准备生酮餐食了。你会很自然地在自助餐厅夹取油脂含量最高的

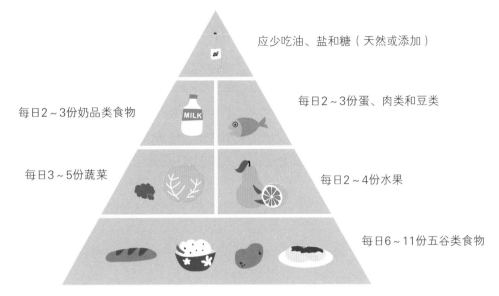

图1-1　饮食金字塔

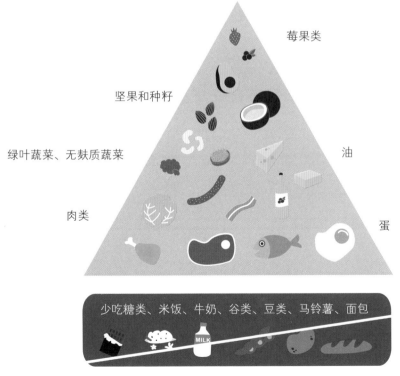

图1-2　生酮饮食金字塔

肉类当主食，足够多的深绿色蔬菜补充膳食纤维，享用前再淋上精心挑选的优质油脂。

一开始改变饮食习惯的时候，一定会有很多的疑惑，因此运用方便的小工具（请参考第二章）来协助自己达到生酮营养比例很重要，千万不要以为"不吃碳水化合物、不吃糖"就是生酮饮食。

在生酮饮食初期，建议你必须严格遵守"生酮饮食金字塔"的营养比例，这是为了让你的身体开始自然产生酮体并适应以酮体来作为身体的能量来源。初期严格遵守营养比例可以让你更快速地进入生酮体质，缩短适应的时间，并让你轻松度过过程中的不舒适及对甜食、淀粉的渴望。此外，强烈建议大家一定要测量身体中酮体生成的状况，初期可以使用尿酮试纸，但当你的身体可以百分之百运用酮体之后，就无法以尿酮试纸测量了，因此，以长期来看，必定得投资一台血酮机，这不但能够让你随时监控酮体生成的情况，甚至在稳定期后开始测试碳水化合物耐受度时，血酮机也是很必要的工具！

原则二　吃好油

油脂是生命的燃料

- 油脂是细胞膜的重要成分
- 油脂是合成激素的成分
- 油脂能为人体提供足够的能量
- 油脂负责运送脂溶性维生素
- 油脂可以隔绝外来侵害，达到保护的作用

油脂是生命的燃料，好的油脂可以让你更健康！提到油脂，大概可以先分为三大类，也就是饱和脂肪酸、单不饱和脂肪酸及多不饱和脂肪酸（表1-1、表1-2）。由于饱和脂肪酸与不饱和脂肪酸各有其功能，因此还是建议大家摄取饱和脂肪酸与不饱和脂肪酸的比例为1：2。至于多不饱和脂肪酸ω-6与ω-3的比例，则应该不要超过4：1，最好是2：1或1：1！

表 1-1　三大类油脂

饱和脂肪酸	单不饱和脂肪酸（ω-9）	多不饱和脂肪酸（ω-3、ω-6）
(1)同时增加低密度脂蛋白胆固醇与高密度脂蛋白胆固醇。 (2)饱和脂肪酸比较容易消化，在人体内能快速有效地燃烧 (3)人体需要饱和脂肪酸来转换某些必需脂肪酸 (4)有支援人体对抗细菌和病毒的功能 (5)是预防癌症所必需的重要物质	(1)减少低密度脂蛋白胆固醇，增加高密度脂蛋白胆固醇 (2)单不饱和脂肪酸属于不必需脂肪酸，可以在体内合成 (3)单不饱和脂肪酸兼具抗氧化剂的特质，能保护动脉，抵抗氧化造成的伤害	(1)同时减少低密度脂蛋白胆固醇与高密度脂蛋白胆固醇 (2)多不饱和脂肪酸是必需脂肪酸，必须从食物中获取，无法在人体内自行合成 (3)必需脂肪酸是体内细胞膜和组织的重要成分 (4)必需脂肪酸可以转变成体内重要的调控物质
		动物性来源：深海鱼油、磷虾油等
植物性来源：热带植物油（椰子油、棕榈油等）	主要来自植物：橄榄油、芥花油、苦茶油等	植物性来源：种子的油脂（各式坚果）与谷类（大豆）的油脂

第一行"动物性来源"：红肉、家禽的皮、动物油、乳制品

表 1-2　多不饱和脂肪酸

ω-3	ω-6
(1)包含次 α-亚麻酸、EPA、DHA (2)有助于血管放松、抗血栓、降低发炎和抗癌 (3)EPA与DHA的主要来源是富含油脂的鱼类	(1)包含亚油酸、花生四烯酸 (2)造成血管收缩、致使血栓形成、促进炎症的发生
来源：紫苏油、亚麻籽油、深海鱼油、奇亚籽油	来源：大豆、玉米、向日葵、棉籽、芝麻、猪肉、牛肉、羊肉

初榨油与精炼油

　　认识了油脂的种类后，大家接着最常问的问题就是何谓好油？我在课堂上就常被学员问："老师，你有没有推荐的好油？"

一般我们使用的油，可以从植物压榨，也可以从动物中提炼。从植物中取得的油脂，在除去杂质后有96%～99%是三酸甘油酯，另外1%～4%溶解在油脂里的成分（例如香气及各种维生素）。从油品的制作方式来分，未经加工而保留下这些营养物质的油称为"初榨油"，进一步加工去除这1%～4%的部分则称为"精炼油"。

▶精炼油

我们在市场中看到的油，大部分都是精炼油，像是色拉油、玄米油、菜籽油。这类油脂通常必须使用化学溶剂协助纯化精炼，去除掉油脂以外的物质，借此延长油品的保存期。

精炼过的油脂颜色淡且几乎没有特别的味道，可以耐高温且不易变质，但由于化学溶剂和高温作用，油品中可能会残留化学物质，营养物质也同时大量损失，甚至还会造成油脂本身的变化（例如通过氢化反应产生氢化植物油），因此精炼油基本上只有热量，并不存在任何营养价值。

此外，健康的头号杀手"反式脂肪"的元凶，就是氢化植物油，例如，乳玛琳、人造酥油、植物淡奶油、油炸用油，以及薯条炸鸡等酥脆食物，甚至连糕点里都藏有这些对身体健康没有帮助甚至还有害的油品。

▶初榨油

天然的初榨油含有大量的抗氧化物质及多种维生素，例如，植物固醇、多酚、维生素E、磷脂酸、β-胡萝卜素等。由于生酮饮食需要食用大量的油脂，我们当然希望摄取油脂时不仅仅是获得能量，最好也能从中摄取到足够多的营养，因此建议大家尽可能选择有营养的好油。

各种料理用油

再来还是回到老话题，很多人会问我："花花老师，那请问我到底要用什么油煮菜呢？"其实，我只用两款油煮菜，高温料理使用猪油，中低温则用橄榄油，一来不影响料理风味，再者就是方便获取。若是懒得自己熠猪油，可以在大型超市或网站上购买可食用猪肉，至于橄榄油，由于市场上商品众多，如何选择便成了一门学问，因此我还是简单跟大家介绍一下橄榄油（会推荐使用橄榄油的另一个原因是，生酮饮食平时摄取的油脂大多是饱和脂肪酸，摄取橄榄油可增加丰富单不饱和脂肪酸ω–9的摄入，对身体的平衡是很重要的）。

▶如何挑选好的橄榄油？

①请注意商品标示（表1–3），尽可能挑选优质初榨（Extra Virgin）橄榄油，并且避开精制油——利用高温、高压把油中的杂质与水分去除的油品——这种油去掉的反而是油的营养成分，并选择冷压法［挑选有英文标示的冷压油，一定要有冷压（Cold pressed），最好是第一次冷压（1st Cold pressed）］压榨的油品，才能充分保留丰富的营养。

②尽可能挑选原装、原瓶进口的橄榄油。橄榄油的产地以希腊、西班牙、意大利为主：希腊、西班牙橄榄油多以庄园模式经营，从种植、生产到最后装瓶连贯作业；意大利则有采购原油重新包装与庄园生产两种方式。采购庄园生产且原装、原瓶进口的橄榄油，可确保品质及追溯来源，请留意国际条码（希腊：520；西班牙：84；意大利：80～83）。

③亲自尝试辨别好油，好的橄榄油在色泽、气味、口感等方面，有一些简单的判断标准，大家可以多品尝，体验当中的差别，培养分辨好油的能力。

(a)看一看：好的橄榄油呈现漂亮的黄绿橄榄原色。

(b)闻一闻：丰富的青草、果实、花香调，不会有油腻的异味。

(c)喝一喝：亲自品尝橄榄油，体验一入口的清香及入喉的辛辣感，通常是清爽顺口的，不会有油腻不舒服的感觉。

(d)涂一涂：拿来擦在手上可以很快吸收，不会有黏腻或不舒服的感觉。

(e)问一问：询问销售人员产地、制成、标示，并且不要采购价格低于市场行情的橄榄油。

▶更多好油推荐

(1)**橄榄油**：我厨房里常备的冷压初榨橄榄油大概有三种，风味浓郁的"PALACIO MARQUÉ S DE VIANA"建议直接淋在料理上使用，风味清爽的"H&H"建议可以做低温的料理，至于香气十足的"JUVE Premium"则建议大家单喝，更能感受橄榄油的特殊风味（表1–3）。

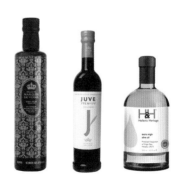

表 1-3　橄榄油国际标示

标示	方式	酸度	备注
顶级超纯橄榄油 Extra Virgin Olive Oil	以人工摘取果实，于24小时内清洗、烘干，再将果实打碎、挤压、过滤，不能添加任何化学成分或使用任何化学方式制造，而且制造过程须在30℃内以冷压制造	酸度低于0.8%	气味清香，保留了丰富的营养成分
纯橄榄油 Pure Olive Oil	制造过程与第一道初榨油相同，但使用原料较差，或是用第一道榨过的橄榄渣与碰伤的橄榄果实再制，但必须加入部分顶级超纯橄榄油	酸度3%~4%	多呈现亮金黄色，适合高温烹饪及油炸，也适合调制口感清淡的沙拉酱
淡橄榄油 Light Olive Oil	以丙酮或甲醇等化学方式将油脂提炼出来，加上180~230℃的高温除臭	酸度低于1.5%	100%精炼加工过的橄榄油，已无营养成分
橄榄粕油 Pomace Olive Oil	利用已压榨过的橄榄残渣，加上橄榄果核及蔬菜水提炼的残渣油所制，属于级别最低的橄榄油，它不完全是由果肉制成的橄榄油产品	酸度低于2%	通常使用于制作肥皂或其他工业用途。许多国家已经严格禁用

(2)**黑种草油**：黑种草油有浓郁的青草香，另有止痛、抗发炎的特殊功效，我通常会在有点小感冒时每天服用。

(3)**南瓜籽油**：冷压初榨、风味丰厚的南瓜籽油非常难找，奥地利施蒂利亚的南瓜籽油有浓郁的坚果香气及顺口的风味，是我最喜爱单喝的油品。

(4)**葡萄籽油**：市售的葡萄籽油大多是精炼油，少有冷压初榨的产品。波多尔的冷压初榨葡萄籽油有层次丰富的红酒香，入口后不油腻，很适合淋在酸奶上食用。

(5)**奇亚籽油**：奇亚籽油有丰富 ω-3，是生酮饮食的必备良伴。波多尔的奇亚籽油有着淡雅的香气，单喝就很棒，加入生菜更是绝配。

(6)**榛果油**：波多尔榛果油漫溢的榛果香，加入咖啡或是可可里，都是很好的选择。尤其是加在可可里，满满的巧克力的香气，暖暖的，好幸福！

(7)**老虎坚果油**：含有多种丰富蛋白质及17种氨基酸，特别适合素食的生酮饮食者使用。波多尔老虎坚果油有浓郁温暖的奶香，无论是单喝或加在咖啡、可可里面，都是非常棒的选择。

表1-4中列出了食用油脂的脂肪酸比例，只是一个准则或大方向，供读者参考，制油食材的品种、生长环境、栽种方式，以及不同的压榨方法、制作过程等，多少会影响比例（白底：ω-3高含量，黑底：ω-3中含量，加粗字为ω-9高含量）。

表1-4 食用油脂脂肪酸比例表

食用油种类		饱和脂肪酸（%）	多不饱和脂肪酸（ω-3）（%）	多不饱和脂肪酸（ω-6）（%）	单不饱和脂肪酸（ω-9）（%）
植物油（样本数值为纯天然的冷压油）	玄米油	19.2	1.6	33.4	39.9
	芝香油	15	1	39	43
	葵花油	9.2	0.2	40.8	24
	黑种草油	16	0.3	57.9	23.8
	南瓜籽油	16	0.2	22.4	34
	葡萄籽油	11	0.4	54.4	16
	核桃油	7	21.8	44.1	17
	印加果油	7	43	40	9
	奇亚籽油	9.2	67	15.6	7
	紫苏油	10	60	17	13
	亚麻仁油	1.1	51.5	10.6	18
	榛果油	6	0.2	2	76
	花生油	19	0.2	10.6	50
	夏威夷坚果油	9	15.4	18	72
	老虎坚果油	20	15.5	21.2	66.6
	橄榄油	13	1.5	9.3	73
	苦茶油	10.53	1	8	82.5
	芥花油	13	8	5.9	56
	鳄梨油	18	2	0	80
	椰子油	86.7	0	2	6
动物油（样本数值为非精炼油）	鸡油	34.88	1	18.31	46.8
	鸭油	49	1	13	33
	猪油	39.34	0.8	10	44.5
	牛油	54.23	1.2	3	43.7
	鱼油		100		

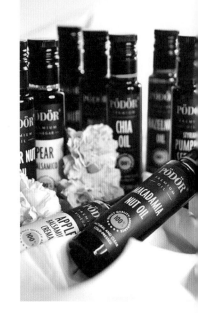

(8)**紫苏油**：富含60% ω-3的紫苏油，丰富而强烈的香气，搭配清爽的生菜，除了补充不饱和脂肪酸，更能增添生菜的风味。

(9)**夏威夷果油**：夏威夷果有着均衡的不饱和脂肪酸（ω-3、ω-6、ω-9）比例，还有稀有的ω-7不饱和脂肪酸。波多尔夏威夷果油有丰富的夏威夷果香气，搭配酸奶食用十分美味。

(10)**核桃油**：核桃油的脂肪酸组态类似母乳，容易被身体吸收，波多尔核桃油口感醇厚绵顺，带着花生、胡麻、甚至还有一些清新的水果香气，层次十分丰富，加在咖啡里味道丰裕而融合！

原则三　只吃对身体有帮助的好食材

有太多的医学研究报告一致认为"糖"对人体有众多危害，例如：增加糖尿病风险、肥胖症、加速老化等。很多人会说："我很少吃糖呀！"事实是你可能从来不知道自己吃的食品里暗藏了多少糖。

走进超市或便利商店，九成以上的加工食品都含有大量的糖，此外，从你以为很健康可以改善过敏、帮助消化甚至还有健康食品标识的酸奶、乳酸菌饮料、牛奶，到你以为是肉品的火腿和热狗等、方便携带保存甜面包，甚至是你午餐便当的那块猪蹄、排骨，都藏了惊人的糖量和淀粉。

因此，你在完全不自觉的状态下吃进了连自己都无法想象的超量的糖。

杰米·奥利佛在TED的演讲中，将一个孩子五年内从每日一瓶牛奶里摄取到的糖换成等量方糖，用一台推车盛装并现场倒在地上，那画面之惊人，以及杰米忧心又恳切的态度，着实让我感动了许久。他在演讲的最后祈愿说："我希望，能够有人长期且持续性地支持一个活动，就是教育每个孩子关于食物的知识，并激发家庭重拾烹饪的兴趣。"

杰米·奥利佛演讲中的一段影片也让我忧心忡忡，他带着许多蔬菜到小学的教室里，询问小学生这些蔬菜的名称，没料到孩子们竟然连西红柿、茄子都不认识。不瞒大家说，我一点都不惊讶，因为我这两年来一直参与学前到小学的饮食教育课程，很多食材别说是孩子，连妈妈都不认识！还有孩子在上课时举手跟我说："我妈妈在家不做饭，所以我从来没看过！"连食材都不认识、没摸过，更不用提该怎么挑选好食材。

我认为，生酮饮食其实是一个品尝食物原味的饮食艺术，学习认识每一样你将要享受的食材，并尝试自己动手**用最简单的方式料理**。你可以挑选新鲜无抗生素的肉品，肉汁的自然鲜甜加上盐与胡椒就十分美味；当季时令蔬菜只要有盐来调味，就可以享受它最单纯的好风味；摄取具有充足营养成分的各式油脂，就能好好滋养身体并达到调节生理的功效。

进入"酮症"后，你的健康不单单来自生酮饮食的帮助，还能够因为认识到更多食物而成为食物的主人，只挑选对身体有益的食物，拒绝过多不必要添加物的加工食品。让我们从认识每一样食物开始饮食艺术之旅吧！

原则四 没有不能吃的食物，关键在于摄取量

很多朋友会说："我没办法吃生酮饮食，要我不吃饭不吃面包、不吃面食，不吃这不吃那，我会死！"

开始生酮饮食的前三个月，为了让身体适应并稳定的产生血酮，以及让身体有效率地利用血酮支持身体的运作，一般会建议新手忌口——尽可能不碰含淀粉类的食物，避免碳水化合物影响血糖。当你顺利熬过了从燃烧葡萄糖转为利用酮体的适应期之后，就可以开始测试自己的碳水化合物耐受度，每个人的碳水化合物耐受度不一样，有人吃到100克的碳水化合物也不会脱离"酮症"，有的人却十分敏感，可能只能吃20克的碳水化合物。

实际上，除了对身体完全无益的"糖"之外，生酮饮食并没有禁止你吃任何食物，只是要求你控制摄取量。

以往你在自助餐厅时会尽量不夹油脂多的五花肉，或只敢吃一小口夹了一大块奶油的冰火菠萝包，这是由于过去的"饮食金字塔"教你油脂的摄取量尽可能在30～45克以内。

进入生酮饮食后，请您就用一样的方式来控制碳水化合物的摄取量吧！以往你会盛一大碗米饭，现在你可以偶尔盛一到两口糙米饭；以前你到面包店会随意选上两个面包当主食，现在你会挑选不加糖的法国长棍（标准程序制作的法国长棍是只有面粉、水、盐、酵母及非常少量的麦芽膏，完全不加糖），只

要控制在你可耐受的碳水化合物量之内就行了。只要是不加糖的面食，例如葱油饼、水饺、牛肉煎饼等，都可以适量吃上一口来解解馋——只要像以往你尽量不吃油脂会把鸡肉的皮或肥油给剥掉那样，只要能够控制你每日的碳水化合物摄取量。

如果需要，建议大家可试试增加运动量，这能让你再多摄取一点碳水化合物，享受健康又能满足口欲，算是一举两得。

原则五　养成细读营养成分表的好习惯

自从有了小孩之后，购买任何的东西前，我都会先研究一下成分表和营养标示，先检查成分表里是否有过多完全不认识的化学名称，再确认营养成分表里的反式脂肪酸的含量。

或许是从小总爱赖在母亲身边看她做菜埋下了小小的种子，我喜欢自己制作点心给孩子们享用，一方面能够自己掌握里面的成分，另一方面是因为我很了解厂商在大量制作食品时为了美味、适口性、效率、方便性等缘故，会添加对身体无益的成分。所幸，商誉好的厂商会将这些添加物成分如实地标示在产品包装上，所以你应该养成这个好习惯，对自己吃进身体的所有食物负起责任，认真地了解到底你给了身体什么东西。

开始生酮饮食后，有几个特别要注意的营养标示。

(1)脂肪：生酮饮食的最主要热量来源是脂肪，因此选择脂肪量高的各类食品，就是轻松达成"生酮饮食金字塔"的关键。

(2)碳水化合物：不要以为只有米饭和面食里含有碳水化合物，很多食物都含有碳水化合物——因此，仔细阅读关于碳水化合物的数字，才能帮你完美控制摄取量！

(3)膳食纤维：生酮饮食里的碳水化合物摄取量，指的是"净碳水化合物"，也就是将"碳水化合物"扣除"膳食纤维"。有很多食物的碳水化合物含量很高，但同时有着丰富的膳食纤维，生酮饮食还是需要高量的膳食纤维促进肠胃蠕动的！记住：净碳水化合物＝碳水化合物－膳食纤维。

(4)糖：糖类食品是生酮饮食中唯一禁止摄取的成分，但它总以各种形式藏在你每天的餐食里，切记购买任何食物一定要看清楚是否含糖，任何形式的糖都会影响你生酮饮食的效果及目标。

原则六　体重与体脂数字不代表生酮的成效

很多朋友会问我："我的体重下降已经停滞两个月了，是不是有问题？"

我知道有许多人是为了体重管理而开始生酮饮食（我也是），因此体重下降停滞再加上疯狂想吃面包时，真的会让人焦虑到想放声尖叫！不过，大家是否知道体重秤、体脂机测量出来的数据其实受了许多变数的影响呢？

市售的体重秤许多都有测量体脂的功能，它们大多都是电阻式体脂机，简单来说，就是利用一道微小的电流穿过身体，测出身体的电阻后，推估出身体的脂肪量。由于人体内有60%～70%的水，若含水的脂肪组织少，身体的导电性就越好，测出的体脂就越低；反之，若身体含水的脂肪组织多，导电性就差，测出的体脂就高。因此，你当天喝的水量多少、运动前后、进食前后，甚至是姿势变化，都会影响体脂数字，可能使你一天中的体脂测量值有高达3%～5%的误差。

接着讨论体重，1千克脂肪的体积是1千克肌肉体积的5倍，在体重不变的状态下，少1千克的肌肉或1千克的脂肪在体型上会呈现出很大的差异。饭前饭后、每天的饮水量，甚至是所穿的衣服的重量等，也会影响体重。

为了瘦身而吃生酮饮食的朋友们，只要能正确执行生酮饮食，起初你会慢慢地感觉到裤子越来越松，之后，你甚至会发现背部、手臂的赘肉开始变少，坐下来肚子的"游泳圈"也变小了，买衣服时可以大方地拿中码甚至是小码来试穿，朋友看到你都会说："天呀！你瘦了！"我想，体型的改变才是你的最终目标！因此，建议大家**除了每天量体重、体脂，应该还要每周测量胸围、腰围、臀围、大腿围**，只要你够坚持，你的体型会慢慢地改变。

注意，这些都不是一朝一夕就能实现的！所以体重下降停滞的时候不必焦躁，请放轻松，继续你的生酮饮食，若是能多走走路、慢跑、甚至是进行一些肌肉训练的运动的话会更好！请多给身体一些适应、调整的时间，在过程中保持愉快的心情才是最重要的！

要特别请大家注意的是，我所谓的"不需要在体重与体脂间斤斤计较"是有前提的，那就是你必须**持续的处在生酮状态中**，也就是血酮量维持在一定标准内。很多朋友会问我：为何吃了生酮饮食都没瘦，甚至还发胖？稍微聊一下才发现，朋友们并没有依着"生酮饮食金字塔"吃，而且根本从没测量过自己是否已经进入"酮症"，若根本没有开始"生酮"，当然也就不会有任何改变。

因此，最后还是要提醒大家，你可以将体重、体脂视为参考指标，但还是要随时监控自己的血酮值，确认你的确是在"酮症"的状况里！

如何利用方便小工具
计算每日营养

前文提到，真实的计算每日营养对执行生酮饮食是很必要的，然而到底要怎么开始呢？接下来，我来简单跟大家分享一下！

购买一个小型食物秤

刚开始进行生酮饮食的朋友，对于食物分量都会有很大的困惑：一块肉的蛋白质大约多少？脂肪大约多少？青菜量三份又是多少？

因此，我会建议大家购买一个小型的食物秤，在家里料理的时候可以先将每餐的食物称重，再看看它煮好之后的分量，大约两三次你就能够用目测的方式估计你每餐食物的分量。

建议大家至少要能够目测肉类跟青菜类的分量，我会建议大家可以从150克深绿色蔬菜和150克的五花肉开始。150克的深绿色蔬菜炒起来大概会是一个瓷碗的分量，150克的五花肉煮熟后切片大约是2/3个瓷碗的分量。

准备一份用餐的餐盘

就算你能够掌握150克的青菜和肉类的分量，我还是会建议大家，与家人用餐时，一开始先准备一份自己的餐盘，将足够分量的青菜、肉类先夹在餐盘上，以免边吃边聊天，吃完就忘了自己到底享用了多少佳肴。

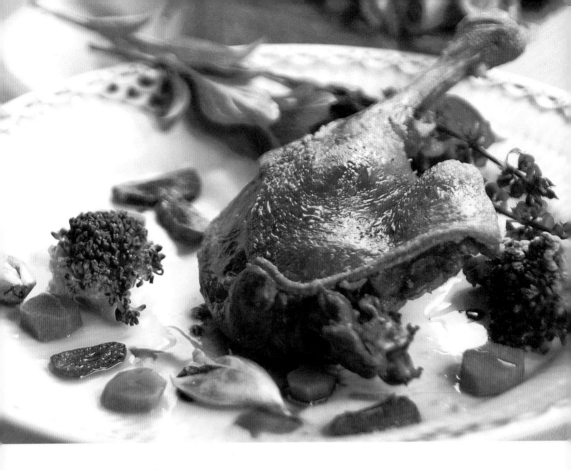

下载MyFitnessPal

每一种食材的营养比例、数字实在太复杂，真要列出一张Excel表来详细计算，相信很多人会直接放弃。因此，一个方便好上手的APP绝对是必要的！

MyFitnessPal开放性的让大家分享已经建构的资料，只要输入食品名称，就可以找到大家已经建构好的资料，选定后再输入你当餐的分量，最后APP就会自动帮你汇总计算营养比例。

只是有个小地方要多注意，里面的资料是开放性建构的资料，难免会有一些错误数据，大家刚开始用的时候最好多选几个数据来比对，通常只要是有两三笔资料的营养成分比例都差不多，那这个资料就不会有太大的问题。

这个APP有个最大的优点，就是它会记录你时常吃的食物，因此当你第二次需要输入这个食材时，会自动带出上次的资料。因此，虽然一开始使用时稍稍有一点麻烦，但熟悉后会越来越顺手！

外食者如何开始生酮饮食

必须外食的朋友，在了解生酮饮食的营养比例之后，通常都会先举白旗投降。不要紧！花花在寻访各大超市、便利商店后，发现其实外食者吃生酮饮食也没这么难。

外食的朋友们，一起来找找适合你的生酮餐点吧！

便利店采购指南

▶第一名——"雅方随意杯"（酸菜白肉锅、羊肉炉）：适合很想来点暖和的汤品的人，一人份的汤头里面有羊肉、金针菇、豆皮，一杯的碳水化合物是4.6克，糖只有0.2克，我有时会买一些关东煮的菇类放进去，感觉就像是一人小火锅呀！

▶第二名——溏心蛋、蒸蛋、卤蛋白：7-11的确比较难取得优质蛋白质，所以蛋类就是蛋白质首选，无论是溏心蛋、蒸蛋都好吃。

▶第三名——关东煮：白玉萝卜、日式海带、蒟蒻丝、鲜香菇、杏鲍菇、莴笋、茭白、豆皮、玉米笋、海带卷、香卤鸡蛋、卤猪血！不过，特别提醒大家，记得不能用蘸酱，若觉得没味道，可以蘸盐吃。至于汤头的部分，还是建议大家浅尝辄止。

▶第四名——冷藏茭白、冷藏莴笋、生菜沙拉：我其实还是习惯带自己准备的沙拉出门，冷藏切块茭白跟莴笋，除了补充膳食纤维，还让我大口大口地吃进很多好油（淋好油或自制生酮酱料享用）！

▶第五名——CITY CAFE美式咖啡、气泡水：我个人每天都要喝两杯美式咖啡，如果没有奶泡机，也可以一口橄榄油一口咖啡，在口中稍微漱一下，让油水乳化后再吞咽！至于气泡水，则是可以让生酮朋友多摄取一些钠和矿物质。

▶**第六名——鲜鱼高汤、龙胆石斑高汤**：鱼高汤解冻后，加一片天和三文鱼切片，用蒸炉加热，是很适合冬天的选择！完全感觉像是在家喝鱼汤！

▶**第七名——香菇鸡炖汤**：很适合冷冷的天气，冬天就是要喝汤暖暖身体呀！

▶**第八名——瑞典肉丸、奥尔良鸡翅**：嘴馋时买一包，一包碳水化合物5克、糖1克，味道还不错，就是个塞牙缝看电视的好伴侣！

▶**第九名——下酒菜系列（红烧牛腩、辣味牛肚）**：这个罐头拿来下酒非常不赖！我个人觉得跟生菜应该也很搭！

▶**第十名——枸杞人参鸡、油鸡胸鸡翅、醉鸡腿**：枸杞人参鸡的碳水化合物稍高一点（1份7克），可能是枸杞的缘故，至于油鸡胸、油鸡翅、醉鸡腿，碳水化合物都在1克以下，一份的分量很足，大致可以吃两餐，非常实惠（但这些食物还是需要加热设备）。

▶**第十一名——酒藏冰醉虾、药炖排骨**：冬天可以吃上一碗药炖排骨，也是很享受的事，一包1000克，碳水化合物是21克，分两次吃，基本上是很安全的

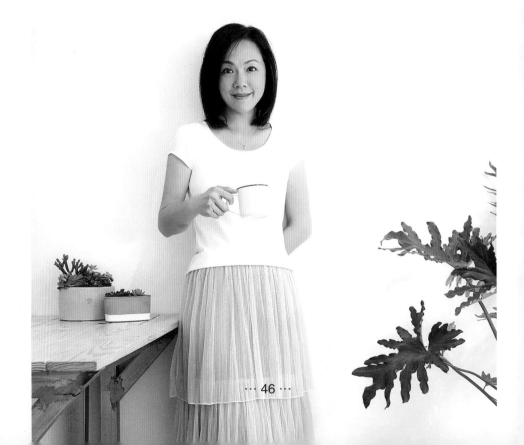

分量，冰醉虾则是可以买新鲜莴笋来包着吃，若是再搭配我的凯撒沙拉酱或是辣橄榄油蘸着吃，就更无敌了！

▶**第十二名——卤牛花腱、卤蛋海带、卤金钱牛肚：**碳水化合物极低的卤味，是很不错的选择，但是千万注意不要买猪脚，因为猪脚通常都含有大量的糖。

▶**第十三名——黄油（EMBORG、LURPA、安佳无盐奶油）：**没东西吃的时候，我很喜欢把身上的"松露盐""火山盐""黑海盐"拿出来，撒在黄油上面单吃。

▶**第十四名——新鲜生菜＋自制沙拉酱：**新鲜生菜绝对是你吃油的好帮手，豪气地加上花花教大家做的酱料，如果可以，再加入卤味、醉虾、奶酪、奶油奶酪、金枪鱼片一起吃，就是很丰富的一餐！

▶**第十五名——Arle高达切片干酪、马自拉切片干酪：**如果生菜不想加中式的卤味、醉虾，也可以买Arle的切片干酪，无论是高达、马自拉都非常好吃！早在没生酮饮食的时候，我就常买来吃，但要注意最好是买天然动物的干酪；Arle有出一些植物性的干酪，不推荐。

▶**第十六名——Philadelphia菲力奶油乳酪：**夹在生菜里面，或是加点坚果，就已经很好吃啦！

▶**第十七名——泰源油闷笋：**把油闷笋当零嘴，其实，大家也可以再搭上豆腐、嫩豆腐或是鸡蛋豆腐，就能够很幸福地享用了。

▶**第十八名——豆腐、嫩豆腐、鸡蛋豆腐：**建议可以搭配酱油，加上一包柴鱼片，或是加皮蛋，就超级好吃啦！

▶**第十九名——水煮金枪鱼片：**一样是加点生菜、淋点酱料就超级美味！

▶**第二十名——辣味肉酱、原味肉酱、魔芋丝：**低碳、低糖的辣味肉酱、原味肉酱，加上魔芋丝，就是好吃的肉酱魔芋面。魔芋丝跟肉酱直接以泡热水3分钟的方式加热，拌在一起就很好吃。

▶**第二十一名——极品薄盐黑金酱油、无添加薄盐黑豆荫油：**这可是不可多得的低碳酱油！

▶**第二十二名——韩厨糯米辣椒酱：**是嗜吃辣的朋友的好朋友，这款低碳、低糖的辣椒酱是烫青菜的好搭档。

▶**第二十三名——绿竹笋：**蘸沙拉酱就可以吃！在补充膳食纤维的同时，也补充油脂。

▶**第二十四名——仙草、爱玉：**无糖的仙草、爱玉也是超低碳水化合物的，不加糖其实也很好吃。

▶**第二十五名——各式青菜、菇类：**如果你的办公室有微波炉或电磁炉，基本上就能够烫青菜、各式菇类，青菜加上肉酱、油闷笋，或拌上花花设计的酱料，生酮饮食其实可以变成一种享受！

如何选择餐厅

▶**涮涮锅：**请老板将加工食品都替换成深色蔬菜，如果不信任店家的汤底，就请老板用白开水当汤底，加上一份肉类，最后打一个鸡蛋，把汤喝完就是有饱腹感的一餐。

▶**美式汉堡：**点一份美式汉堡，请店家不用给面包，再多点一份生菜，油脂、蛋白质都足够。

▶**麻辣烫：**选择清烫三份青菜，加上适量蛋白质，再自备一些辣橄榄油来补充脂肪量。

▶**自助餐：**选择三份（一份大约是饭碗八分满）深绿色叶菜，再夹一块油脂含量高的肉类，例如五花肉、三文鱼排。最好再自备花花老师设计的自制酱料，就能够完美符合生酮的营养比例！

▶**西餐厅：**一般来说，西餐厅（包含法式、意式等）里除了意大利面、炖饭，一定还有排餐和沙拉的选择，请大家选择油脂丰厚的排餐（例如牛小排、鸡腿排等），再加上一份鸡肉或是三文鱼沙拉，至于沙拉酱，可以使用自备的橄榄油或油醋酱。

▶**面摊：**烫一份猪头肉或大肠、粉肠不加酱，点一碗骨仔肉汤或下水汤（动物内脏所煮成的汤），请老板不加味精；接着点三份青菜，请老板不要加酱料，撒上自备盐以及酱料。

▶**一般热炒小吃店：**可以点各式炒青菜、烤肥肠、烤鱼、烤猪颈肉、烤牛小排，请老板不要加酱料；可以撒些芝麻。

▶**盐酥鸡：**真的想吃盐酥鸡的时候，请挑选鸡皮、内脏等不裹粉的食材，此外，再多挑一些青菜（如西蓝花、四季豆、玉米笋等），请老板不要蘸粉炸。

▶**台式、粤式餐厅：**我觉得台式、粤式餐厅其实有很多生酮饮食者可以吃的东西，像是大家通常都会点的油鸡、熏鸭。至于烤鸡、烤鸭，因为外表通常涂蜜汁，所以建议不要吃皮；此外，有勾芡的食物尽量都要稍微涮下白水，肉或菜都可以吃！

▶**日本料理：**各式生鱼片（尤其是鱼肚为佳）、各式烤物、沙拉、手卷（请老板不要加米饭，不加沙拉酱）。

如何自制盒饭

▶**善用酱料：**早上起床后，将青菜或肉片烫好放在保鲜盒里，午餐时加上喜欢的酱料就可以轻松享用。

▶**冰箱常备菜：**本书食谱中有注明"常备菜"的，就表示适合当作常备菜，大家平时可以在冰箱里备上一锅，到了用餐时间，只要简单加热或盛盘就可以轻松上桌享用了。

▶**便当菜：**本书所谓的便当菜，就是放凉或简单加热风味依然不减的菜肴，花花在食谱内也会标示出便当菜，希望大家都可以为自己准备好吃的盒饭！

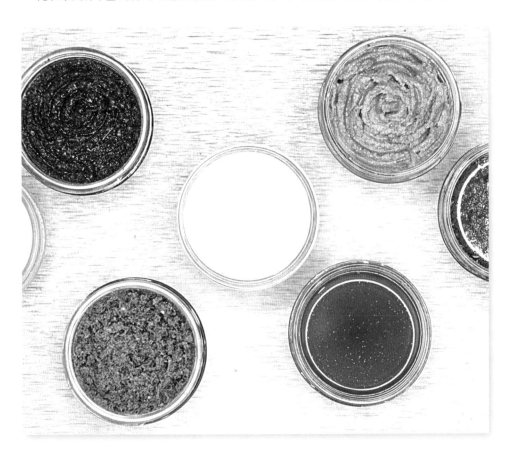

素食者如何进行生酮饮食

（食谱内已设计素食生酮料理，会加以标记）

　　素食者吃生酮饮食虽然难度较高，但只要能多注意一些禁忌并善用技巧，一样能够进行生酮饮食。

▶ **挑选优质饱和脂肪酸以及不饱和脂肪酸的优质油品：** 就我个人的用餐经验，素食餐厅一般使用的食用油，通常品质不会太好，加上素食者无法从肉类中补充饱和脂肪酸，因此我会建议素食者尽可能自己料理，或是尽量购买清烫的蔬菜淋上自备的酱料。其次就是要固定摄取含ω-3、ω-9的好油，吃好油真的非常非常重要，尤其是富含多种蛋白质的老虎坚果油，更是素食者必备的生酮帮手！

▶ **蛋白质摄取：** 外头买的素食豆制品要少吃！建议寻找有品质的卖家，购买非转基因甚至是有机的豆浆、豆皮、豆腐、豆干，除此之外，还可以吃的有豌豆、毛豆。其实，豌豆苗、菠菜、西蓝花、抱子甘蓝，还有菇类等，也都有植物性蛋白质！奶蛋素的朋友，选择的空间就更大了，可以吃鸡蛋、鸭蛋、自制酸奶、自制酸奶油或各式奶酪都有丰富的蛋白质，但是食用时还是要注意计算蛋白质的分量。

▶ **利用坚果补充营养：** 南瓜籽、榛果、杏仁、葵瓜子里都含有丰富的营养元素，并且有丰富油脂及蛋白质，但一样还是要注意摄取的分量，尽可能地控制碳水化合物。

　　话说回来，任何健康饮食都一样，想真正地坚持下去，尽量自己做饭，若因为工作、聚餐而必须外食，请大家务必掌握生酮饮食营养比例的原则，并且尽量选择天然食材，避开酱料、勾芡、浓汤、油炸等，就能轻松享用生酮饮食啦！

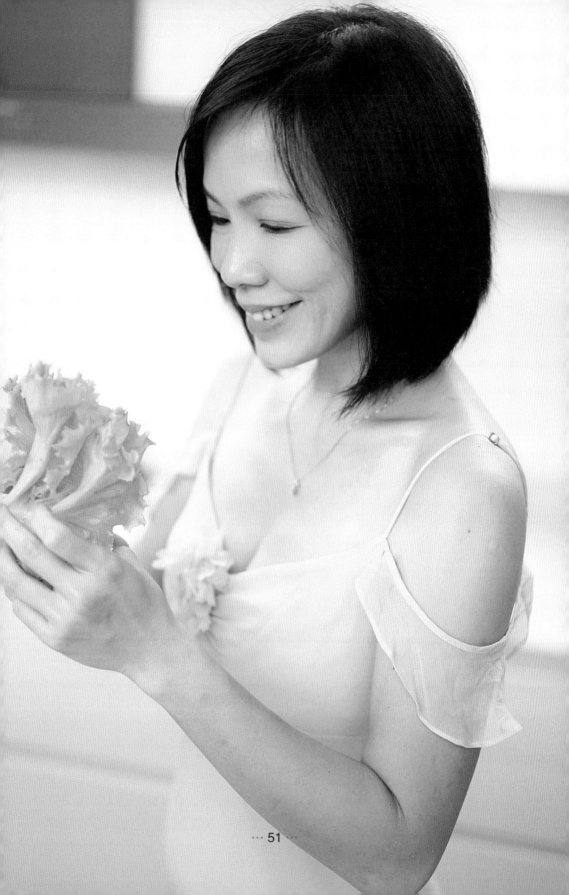

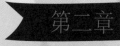

第二章

打造好用的
生酮厨房

过滤家里的
常备酱料及调味品

很多朋友会觉得要准备生酮餐点十分复杂，但花花以过来人的身份拍胸脯保证：只要能够把握住几个小原则，为自己和家人准备生酮餐点，其实真的一点都不难！

淘汰"地雷"调味料

为了避免碳水化合物暗暗地躲藏在你不知道的地方，了解你家厨房里的酱料，是首要也是绝对必要的事，它们经常就是碳水化合物最佳的藏匿处！现在，请你将家中现有的酱料全部拿出来，一一仔细研读包装上的营养标示，了解每种酱料的含糖比例，太高的就淘汰掉，不高的则可以酌量使用！这样一来，就能避免"地雷"酱料破坏你的生酮饮食计划！

"地雷"酱料

- 含糖量过高的酱料。例如：酱油膏、蚝油、味醂、醋、甜辣酱、各式蘸酱。
- 含淀粉类调味品。例如：淀粉、地瓜粉、莲藕粉、木薯粉、面粉、玉米粉。
- 甜味剂。例如：各式糖类、味精、鲣鱼粉。

增加优质油品

执行生酮饮食需要摄取大量的油脂，因此油脂的选择非常重要！建议大家油品的准备**以不饱和脂肪酸为主**，因为我们平常食用的肉类已经补充了饱和脂肪酸。

至于热炒的部分，若是需要大火热炒，建议使用耐高温的水煮猪油或自煸猪油、鸡油，至于200℃以下的炒青菜，可以选用冷压初榨橄榄油。凉拌也是一个很好的方式，不用加热更可以保留食物跟油脂的营养。

视烹调方式选择油品

- 凉拌用油品：橄榄油、南瓜籽油、紫苏籽油、苦茶油、亚麻籽油。
- 热炒类油品：水煮猪油、自煸猪油、自煸鸡油、鹅油、鸭油、椰子油、冷压初榨橄榄油。
- 直接饮用油品：南瓜籽油、紫苏籽油、橄榄油、夏威夷果油、奇亚籽油。

增加各式好盐

很多人以为，"盐"不过只是一个增添食物风味的调味品，其实，盐不单单是生物体内的主要成分，更是身体里的不可或缺的元素，对于维持体内的离子平衡，以及神经系统的传递运作，皆有十分重要的作用。除此之外，盐还是天然的防腐剂，本书食谱中的自制培根（见本书122页）及迷迭香盐渍三文鱼（见本书137页）就是利用盐来达到天然防腐的效果。

盐的选择也很多，大致上可以分成天然海盐、岩盐与精盐（表2-1）。

精盐的氯化钠含量高达99.6%，只有咸味，但天然海盐、岩盐含有其他微量元素（里面有各种不同的矿物质），再加上天然制造，因此有较为丰富的风味，我个人觉得，熬汤的时候加点海盐，甘甜味会更加明显，再加上人体本来就需要补充各种微量元素，所以花花建议可以购买海盐使用，让菜看更加鲜美。

表 2-1　天然盐与精盐的区别

	天然海盐、岩盐	精盐
氯化钠	93%～95%	99.6%
微量元素	5%～7%	0
制作方式	海水日晒后，再经人工纯化，就是天然海盐 岩盐是从盐矿采收的食盐，将盐块挖出来之后磨碎	先将海水抽进工厂，再用电解析膜方式把海水中的氯离子与钠离子分析出来，然后再组合而成为盐
风味	入口后会回甘	只有咸味

采购优质好盐

大家可以多多研究、探索各式海盐的营养成分和风味，选择自己喜欢的。除此之外，花花也推荐大家可以试试其他好盐。

- **盐之花**：法国料理最爱使用的盐，咸度不高，不适合加热，直接撒在蔬菜或肉类上食用，最能感受它细致的风味。

- **玫瑰岩盐**：高含量的铁质使得玫瑰盐呈现浪漫的玫瑰粉，故又称为"玫瑰盐"。被认为是最纯净的盐巴之一，再加上颜色漂亮而特别受厨师青睐，咸中回甘的滋味可以提升料理的层次。

- **火山盐**：也是岩盐的一种，混合了火山熔岩炭，有丰富的矿物质，带有淡淡的硫磺味，微微的焦烤味非常适合烧烤类料理。

- **雪盐**：日本冲绳宫古岛的珊瑚石灰岩海域，利用石灰岩过滤的海水为原料，呈现雪花般的白细粉末。雪盐能快速溶解，口感相当柔和，咸味低，我喜欢加在汤肴中，汤品会有柔和的自然回甘。

- **犹太盐**：犹太盐的结晶颗粒是多角形的碎片状，属于加工程度少的盐，含碘量较低，较不会影响菜肴的风味，特别适合用来做烹饪前的腌渍，例如：火腿、油封鸭。

- **松露盐**：添加了松露碎屑的盐巴，无论是撒在奶油上单吃，或是出门时撒在肉类、蛋类食品上，都可以增添食物的香气。

增加各式香草、香料

很多人都以为，香料不过就是增添菜肴风味的配角，其实不然，各式香料植物都有着你所不知道的神奇功效！有些香料甚至还能促进食欲、提升消化和代谢功能，并且有排毒、预防消化不良的效果。

花花最常用的一种香料就是普罗旺斯香料，使用法国南部普罗旺斯当地盛产的香草，价格合理，一般以迷迭香、牛膝草、罗勒、风轮菜、月桂叶和百里香混制而成，有时还会加入薰衣草或其他香草，比例依生产商的喜好而定，但无论混制比例如何，百里香都是其中的主调，用以统合其余的香草味道。用在肉类、鱼类甚至是蔬菜佳肴上，轻轻松松就可以增添异国风味，是一种极为方便的综合香料。

至于嗜辣的朋友，可以准备一罐西班牙红椒粉，对肉类或蔬菜也都有提味、增香的效果，只是红椒粉含有少量的糖，得要适量使用。

采购各式香料增加菜肴的丰富度

可以选择的有：普罗旺斯香料、月桂叶、欧芹、迷迭香、西班牙红椒粉等。

生酮料理常备器具

很多人会问我家里会准备什么样的料理器材，我大致上会分为两类，一类是锅具，另一类是料理的器具。

锅具

为了方便以及便于操作，几乎每个家里都会有一只不粘锅。不粘锅的原理就是在锅子表层镀上一层"聚四氟乙烯"（俗称特氟龙），达到不粘、好清洗的效果。然而，2005年美国研究人员发现不粘锅的内层含有"全氟辛酸"，高温使用就会溶出，"全氟辛酸"不但会伤害肝脏、影响内分泌系统，甚至有致癌的风险。正因为不粘锅一刮伤就会开始释放有毒物质，再加上不耐高温，近年来大家反而更倾向选择**传统铁锅**。

只是，老式铁锅不但沉重，还不好保养，因而让许多主妇望而却步，因此欧美的铁锅——尤其是有着悠久饮食文化的法国，研发出各式方便使用的锅形，并从材质上深入研究，以求更加方便地达到天然、不粘的效果。要注意的是，这类铁锅通常需要多增加一些保养的功夫——**每次使用完毕烘干并涂上薄薄的油防锈**；此外，每次使用前要使用中火预热再加油，油热后才放食材，这样才能达到完全不粘的效果。

一只好的铁锅可以用一辈子，甚至可以当作传家宝，真心建议大家一定要选择安全的锅具，生酮饮食不仅是在食材上精挑细选，锅具的挑选也是让料理健康又美味的关键！

我的厨房不大，实用性对我来说很重要，最好可以**一锅多用**，好保养、好收纳、方便使用！因此，我推荐无涂层的铁锅及铸铁锅。铁锅及铸铁锅有以下几个优点。

▶ **节能**：当锅的温度到达后，就可以长时间保持温度，节省炒菜时间、保留蔬菜的鲜甜，而在熬煮食物时，还可以用小火保温，不但节省能源，还能够让肉质软嫩不干涩。

▶ **使用寿命长**：只要保养得宜，一个锅甚至可以使用一辈子。

▶ **好打理的不粘锅**：只要每次使用完烘干涂油，就是最天然的不粘锅，煎鱼、煎蛋都可以完美漂亮。

我自己常用的锅大致上可以分为两类。一类是碳钢锅，通常用在需要移锅、翻炒的料理中。深锅用来料理需要翻锅、食材蓬松或有酱汁的料理（如炒青菜、宫保鸡丁），浅锅则用来煎煮。另一类是铸铁锅，通常用在不需移锅的料理中（如煎牛排、进烤箱烘烤）直接将锅当成烤盘等。

▶ **碳钢深炒锅**：欧美的碳钢锅大部分都是浅锅，对于需要翻锅的料理——特别是翻炒体积蓬松的青菜或有汤汁的料理——真的非常不方便。我不断地寻找，终于找到了一款法国生产的纯碳钢深炒锅，其高导热及优质保温效果等优点，可以让习惯烹煮的主妇在准备料理的过程当中更加得心应手。

▶ **碳钢煎炒锅**：铸铁炒锅的重量，对主妇来说真的是个"沉重的负担"，因此，我个人还是喜欢重量较轻的碳钢煎炒锅。碳钢的导热比铸铁更好，一样具有优质的保温性，炒菜时不会因为中途加入食材而使锅中温度降低，是煎炒时必备的厨房用品。

▶ **铸铁平底锅**：轻巧的重量及锅形很适合主妇使用，也不会过于沉重，是一锅到底、先炒后烤料理或早餐煎蛋、煎肉片的好选择。

▶ **横纹铸铁锅**：煎牛排、猪颈肉、鸭胸肉这一类油脂多的肉类，横纹铸铁锅可以让肉品不浸在油脂里加热而过度干柴，还能提供足够的温度，是完美煎出排餐的好帮手。

▶ **铸铁炖锅**：炖煮汤品使用保温性高的铸铁锅，可以用极小火让汤汁处在热而不滚的状态，不但能够让肉质软嫩不干柴，还能节省能源，一举两得。

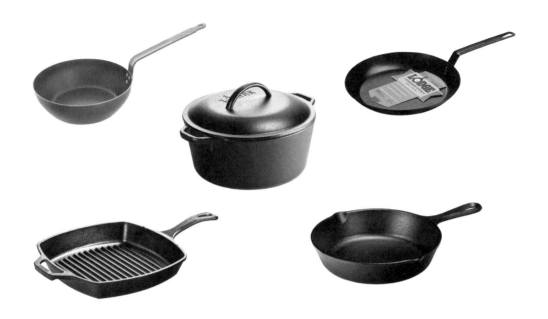

料理器具

除了锅具，如果家里也备有以下这些料理器具，会让烹饪更加方便，如此一来，便能养成长期做饭的好习惯。

▶ **低温烹调机**：现代人都忙碌，就算真的有心要在家料理，也会希望可以方便有效率，这时候，低温烹调机就是个不错的好帮手。除了方便，低温烹调还有不少优点。

(1)**简单烹调出软嫩多汁的肉类**：由于蛋白质在65℃以上就会让组织变得紧密，因而流失肉汁，使口感变得干柴、不好入口。利用低温长时间的熟成，保留肉品的软嫩多汁，有助于料理更美味。

(2)**低温烹调可以保留最高的营养成分**：很多营养素会在高温时被破坏，例如ω-3，在70℃以上就会被破坏，因此，高温料理油脂多的鱼类，其实并不是个好选择。利用低温熟成的方式，能保留最多的营养素，绝对是生酮饮食最好的伙伴。

(3)**可以大量制作常备菜**：大量制作常备菜后真空包装冷冻保存，需要的前一天

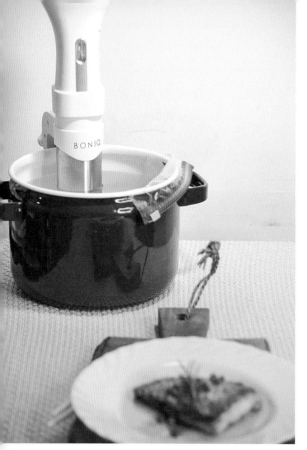
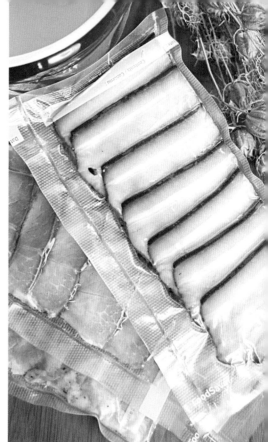

取出解冻加热，就可以食用，简单、方便、节省时间——随时能够应付中午的便当，下班回家后也可以快速5分钟上菜！

(4)**使用方式简单，人人都可以是大厨**：几乎所有食材的料理方式都一样，将食材做简单调味，真空封存放入水中，调好时间取出就完成了！若没有马上食用，也可以放凉后送冷冻、冷藏保存，解冻加热后依然保留高品质口感，达到美味与营养兼具的目的。

▶**真空包装机**：如果你习惯购买大量食材，无法一次吃完，妥善地保存绝对很有必要。真空封存的效果非常好，可以大大改善食材太多、无法消耗，最后放到变质的问题！要请大家注意的是，真空包装机的真空袋最好选用PP材质的，PP材质平均可以耐120~150℃的高温，无论是解冻、加热，都不用担心塑化剂的问题。

真空袋材质是否有溶出塑化剂的问题？

　　把食物装在真空袋里，用恒定的温度隔水加热食物（又称"舒肥"），达到低温烹调的目的，的确有很多好处，但真空袋在料理过程中，会不会释放出塑化剂呢？

　　关于这点，我特别请教了检验设备的厂商。

　　一般来说，PP材质的真空袋都可以耐热到120℃，但是我建议大家最好不超过70℃；此外，也在真空袋里尽可能不要添加油脂，因为油脂会增加塑化剂的溶出。因此，若是制作油封鸭，需要超过70℃，又必须使用油封，我会建议使用硅胶产品（如后文说明），会更加安全。

▶ **均质机：** 用来均匀食材，兼具打碎的功能。

▶ **电动打蛋器：** 与均质机不同的地方，在于手持电动打蛋器可以将空气打入，例如：蛋黄酱、蛋糕就得使用。

▶ **硅胶密封袋：** 在制作温度70℃以上，或是必须油封的料理，就建议使用硅胶密封袋，减少塑化剂的风险。平时，硅胶密封袋也可以是很好的容器，装盛午餐或汤品都是很棒的选择。

食材挑选基本原则

坦白说，生酮饮食之后最大的收获，是我开始更深入地去认识所有食材的营养成分，也更重视摄取食物的营养比例，而不仅是着眼于美味（当然对花花来说，美味还是非常重要的一件事）。

当你能够认识自己吃进身体、提供生活所需能量的食物，你才会自然而然地发自内心的感谢它们。至于瘦身、变美、得到健康、体力变好、变年轻，都是附加价值！

因此，学会如何挑选食材，绝对是生酮饮食最关键的步骤。

当季时令蔬菜

虽然是老生常谈，但我还是建议大家尽可能购买**当季的蔬菜**来享用，因为当季的蔬菜是在适合当季的气候状况生长的，不需要额外的肥料来辅助。

除此之外，每个季节的蔬菜其实都是当季滋养我们身体最好的保养品，例如：夏天吃冬瓜可以清热退火，冬天吃芥菜有助于预防感冒、增强抵抗力、促进新陈代谢。《黄帝内经·素问》云："人以天地之气生，四时之法成。"提醒我们要依照大自然提供的物质条件而生存，并应因四时阴阳变化使生命成长，最基本的就是应二十四节气来配合养生。因此，顺应二十四节气养生，根据二十四节气饮食，是一门很重要的功课。

要多选择深绿的叶菜类、芽菜、菇类，尽可能避免采购根茎类或甜味较高的蔬菜，蔬菜的选择细节会在食材的篇章再做介绍。

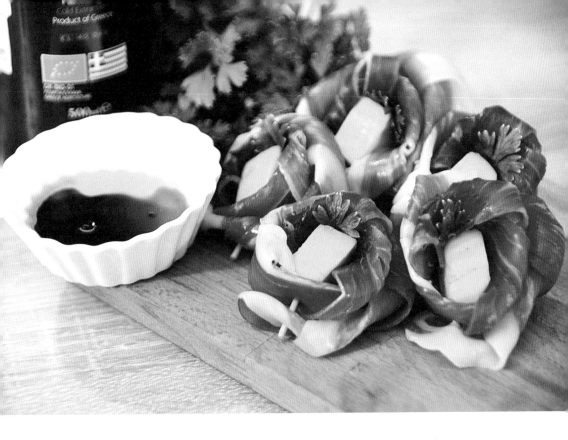

购买新鲜的优质肉类

由于现在采购食材很方便，因此建议大家**尽可能每次少量购买新鲜优质的肉类**，新鲜的肉类有光泽而且具有弹性，好的肉类甜度高，而且不会有令人不舒服的肉腥味。采购时要看清楚日期，买最新鲜的，并且在短时间内吃完；若是在大卖场购买大量肉类，回家后立刻分装冷冻，尽可能不要冷冻超过一个月，至于分装的分量就是单次可以吃完的分量，食用前一晚放在冷藏室解冻，以保持肉类的新鲜度，解冻后建议当天要吃完以保持新鲜。

花花的厨房常备品

▶ **酱料：** 红酒醋、白酒醋、芥末酱、乌斯特酱、西班牙红椒粉等。

▶ **盐：** 松露盐、黑盐、玫瑰盐、雪盐、犹太盐等。

▶ **香料：** 普罗旺斯香料、各式干燥香料等。

► **酱油**：极品薄盐黑金酱油、无添加薄盐黑豆荫油等。

► **油品**：橄榄油、猪油等。

► **糖替代食材**：赤藻糖醇、罗汉果糖等。

► **淀粉替代食材**：魔芋面、魔芋米、魔芋双鱿、杏仁粉、榛果粉等。

海鲜类建议少量购买并尽快吃完

海鲜是非常容易变质的食物，因此建议购买小分量尽快吃完，其实大部分的海鲜蛋白质含量都很高，而且不少海鲜里甚至都有碳水化合物，因此千万不要大量购买。

采购指南

● **肉类**：整块牛小排（回家冷冻3小时后，分切并真空包装，最划算）、牛肉泥、牛肋条、肋眼牛排、嫩肩牛排（做生火腿）、去骨鸡腿肉、五花猪肉片、猪颈肉……

● **鱼类**：三文鱼、鳕鱼、鲭鱼……

● **酱料**：整颗西红柿、切块西红柿……

● **冷冻莓果**：蓝莓、草莓、覆盆子、蔓越莓……

● **乳制品**：酸奶油、莫扎瑞拉奶酪、奶油……

● **腊肠**：意式腊肠、生火腿……

● **坚果**：奇亚籽、胡桃、夏威夷果……

从食物的组成到挑选好食材

　　自孩提有记忆时开始，我几乎都在家里享用妈妈亲手烹调的三餐。由于从小就住在果蔬批发市场附近，父亲有许多批发市场的朋友，因此餐桌上一定是当季盛产的蔬果或食材，对我而言，享用好品质的新鲜食物是很平常的事！

　　经济独立后，开始探索各式料理，路旁小吃、美食餐厅，让我认识了更多食材与味道。母亲的料理奠定了我对菜品挑剔的味蕾，长期在巷弄里寻找美食的经验，则带给我更加丰富的味觉感官刺激，我也是在探索美食的过程中，才慢慢体会到：原来，能够享用新鲜好品质的食物，对一般人来说其实并不那么容易。印象最深刻的就是读大学时，在外头吃了一道虾仁炒饭，那过于弹牙的脆度及空洞的味觉，让我十分好奇，回家后问了母亲才知道，外头餐厅使用的虾仁大都泡了药水来增加口感，却失去了甜度，难怪每回家中宴客，宾客们总是对我们家虾仁的甜度与口感感到惊奇。

　　只吃好东西，竟然并不如我想象中容易！

　　这个发现，让我一直有想要带大家逛市场、教大家如何买菜的念头！因为再好的厨艺，顶多只是遮盖平庸或不良食材的缺点，而无法真的将它们变身为美味佳肴——**好厨艺终究始于好食材**！从产地采收、运送、挑选，到如何在路上保鲜、回家整理、分装、保存等，其实都有许多的小诀窍。我向来最佩服的，就是那些信手捻来一桌好菜的资深厨娘们，跟在婆婆和妈妈身旁学料理，就是最扎实而难得的烹饪课！

　　接触生酮饮食，阅读相关研究资料后，我发现，生酮饮食**只吃天然食物并深入了解各种食物的组成、适合的烹调方式**的理论，竟与自己一直以来想推广的方向相符——了解食物并且只吃好食物，就是健康的不二法则！好食物，指的不是"昂贵"的食材，而是当季盛产的配合时令的新鲜蔬菜、优质的鱼、肉、蛋、奶，用心挑选每一种能够为身体提供能量的食材，并使用适当的方式来烹调它，就能够让我们在保持健康的同时享受美味！

既然要讨论挑选好食材，那就得从了解食物的组成开始讨论：食物的主要组成成分是水、蛋白质、碳水化合物，以及脂肪、维生素、矿物质，在烹调的过程中，它们发生变化，并产生食物特有的结构和质地。

水

水是所有新鲜食物中最重要的，让食物湿润、好入口，食材若失去水分，就会变得干瘪粗糙（尤其是蔬菜）。不过，有时候我们也会利用去除水分的方式来增添酥脆口感。

建议大家尽可能购买**干燥无水气的新鲜蔬菜**，回来后用报纸包着、用塑料袋封好，放在冰箱的蔬果保鲜层冷藏保存——冰箱虽然能延缓食物变质的速度，但还是会让蔬菜的水分不断流失，因此要趁新鲜尽快食用。

除了食物中含有的水分，也建议大家可以饮用含钠的气泡水，除了补充水分，还可以补充所需的电解质。

我自己的习惯是，每天会准备一罐1000毫升的水在身上，或是使用软件，随时提醒自己要补充水分。

专家重点 提醒

张诚徽医学顾问 有关水分的摄取

水在人体内扮演着重要的角色，但是一天到底该补充多少水分呢？在传统观念里"每天八杯水"早已成为人们烂熟于心的"健康理念"，然而最近的一项研究发现或许会颠覆人们的认识。《美国国家科学院学报》一篇论文中指出，澳大利亚蒙纳士大学研究人员首次揭示了调整人体内液体摄入的机制，并表示过度饮水或许会导致致命的水中毒。

该研究发现，过量饮水后，人的大脑会发出"禁止摄水"的信号，从而严格维持体内的水量。澳大利亚蒙纳士大学生物医学研所副教授麦可·法雷尔（Michael Farrell）表示，饮水过多可能会导致水中毒或低钠血症——血液中的钠含量过低，会出现嗜睡、恶心、抽搐和昏迷等症状。"马拉松选手常常被告知要多喝水，但有时候他们会因盲目遵从一些建议饮用了远远超过自身所需的过量的水而导致死亡。"身体产生口渴的反应是因为钠离子过低，所以口渴时应该先补充玫瑰盐，看看是否能降低口渴的感觉。此外，身体分解脂肪的过程也会产生水分，所以真的不需要过度补充水分，以免流失更多矿物质，"如果我们只是根据身体需求去做——只是口渴时才喝水，而不是遵循详尽的喝水计划，或许对身体会更好。"

蛋白质

蛋白质是肉类、海鲜、蛋类、乳制品的主要成分，当温度上升到$40\sim60℃$时，蛋白质会开始凝结，若是以超出凝结点的温度加热，蛋白质会凝结得更紧密，将水分挤出来，因此，肉类和鱼类高温烹煮过头会变干、变柴，烹调时掌握温度，将是让肉质软嫩多汁的美味关键！

烹调含高蛋白质食材熟成的方式有两种。

(1)**高温加热**：切成薄片的肉类较适合使用这样的加热方式，但要注意控制烹调时间，过度加热导致水分流失后，不但会让营养流失，口感也会变差。

(2)**低温烹调**：将肉类及调味料真空包装后放置低温调理机烹调。美国食品安全检验局对食物保存的要求是要达到巴氏杀菌，也就是烹调后中心温度要达到$58℃$以上，这样才能杀掉大部分的细菌；日本的规定更严格，要求食物在烹调后的中心温度要达到$65℃$以上。低温长时间烹调可以保留食材的全部营养，肉类胶原蛋白的部分会在$55℃$时开始溶解，因此这种烹调方式能让口感变得软嫩，再加上真空包装，还可以减少水分流失、避免食物污染。特别是富含DHA、EPA的鱼类食材，超过$70℃$会让DHA、EPA被破坏或是氧化，因此，运用低温烹调的方式保留鱼类食材里的优质油脂，绝对是最好的烹调选择！

执行生酮饮食的你，一定要摄取**足量但不过量的优质蛋白质**。除此之外，比较建议摄取的是肉类、鱼类的蛋白质，因为这样可以同时摄取到优质的蛋白质和优质的饱和脂肪酸；至于素食的朋友，则请尽量选用非转基因的豆类、坚果来补充所需的蛋白质。

碳水化合物

碳水化合物是蔬、果、谷类的主要成分，因此这类食材——尤其是甜度高（如洋葱、胡萝卜、玉米等）、谷类、根茎类（如地瓜、土豆、山药等）、坚果类食物等——通常含有大量的碳水化合物，选择的时候要特别注意！若是你无法判断，可以上网查询正确的信息。

此外，执行生酮饮食者，还需要特别注意：碳水化合物中有一个很重要的组成部分，那就是膳食纤维。膳食纤维能增加肠道及胃内的食物体积，增加饱腹感，又能促进肠胃蠕动，缓解便秘，更能吸附肠道中的有害物质，协助排出。**建议每日摄取膳食纤维20～30克，每100克含2克以上膳食纤维的蔬菜，就算是高纤蔬菜。**大家不要只是一味追求低碳水化合物，还是要注意膳食纤维的摄取状况（表2-2）。

表2-2　生酮饮食建议食用的蔬菜纤维

排名	蔬菜	膳食纤维*	排名	蔬菜	膳食纤维*
1	木耳	6.5	10	芥蓝笋	2.6
2	秋葵	3.7	11	空心菜	2.5
3	蕃薯叶	3.1	12	韭菜	2.4
4	红凤菜	3.1	13	菠菜	2.4
5	西蓝花	3.1	14	玉米笋	2.4
6	黄豆芽	3.0	15	油菜花	2.3
7	海带	2.8	16	苋菜	2.2
8	菜蕨	2.8	17	茭白	2.1
9	红苋菜	2.6	18	苜蓿芽	2.0

注：*单位为每100克蔬菜所含的膳食纤维量。

生酮饮食中的碳水化合物计算是"净碳水化合物"，因此要将碳水化合物减去膳食纤维，才是正确的碳水化合物数值。事实上，每个人对碳水化合物的耐受度有些许的差异，这主要是**取决于个人胰岛素的敏感度及代谢能力**，因此尽可能控制碳水化合物的摄取量——对碳水化合物浅尝辄止，是生酮饮食的最高指导原则。

脂肪

脂肪是动物和植物用来储存能量的化合物，可以让食物产生美味的湿润口感，它的沸点高，还可以在烘烤和煎炸后产生特殊风味，让食物变得更美味！特别要注意的是，经过化学方式改造的"氢化油脂"和植物奶油当中所含的"反式脂肪酸"对身体有非常不好的影响，建议大家不要食用；但动物奶油、牛肉、羊肉中存在少量"天然的反式脂肪酸"，这就不在限制范围内。

人体细胞的细胞膜有一半以上的成分是脂肪，而这些脂肪是从食物摄取而来的，如果你食用品质不佳的脂肪，细胞膜就会变得不稳定。许多慢性炎症都和细胞膜不稳定有关，例如皮肤过敏、鼻子过敏、气喘、视网膜病变、癌症等。生酮饮食中脂肪占饮食70%以上的比例，因此吃好油绝对是关键！

生酮饮食执行者必须摄取足量的优质油脂。

专家重点 提醒

张诚徽医学顾问 生酮饮食要吃满热量或计算热量吗？

在正式回答这个问题前，我们先来认识几个名词。

▶ 基础代谢率（basal metabolic rate，BMR）：指在自然温度环境中，恒温动物（比如人）的身体在非剧烈活动的状态下，处于消化状态（肠胃充满食物，分解作用大于合成作用），维持生命所需消耗的最低能量。这些能量主要用于保持各器官的机能，例如：呼吸（肺）、心跳（心脏）、腺体分泌（脑及其他神经系统）、过滤排泄（肾脏）、解毒（肝脏）、肌肉活动等。基础代谢率会随着年龄增加或体重减轻而降低，而随着肌肉增加而增加。疾病、进食、环境温度变化、承受压力水平变化都会改变人体的能量消耗，从而影响基础代谢率。总之，BMR就是你一整天什么事都不做，一直躺在床上，要维持你身体的运作会消耗的最低能量，而基础代谢率会随着年龄跟体重的变化而改变。年纪变大，基础代谢率会随着下降；此外，体重减轻也会导致基础代谢率下降。公式：

男66+［13.7×体重（千克）］+［5×身高（厘米）］—（6.8×年龄）

女655+［9.6×体重（千克）］+［1.7×身高（厘米）］—（4.7×年龄）

▶每日总消耗热量（Total Daily Energy Expenditure，TDEE）：基础代谢率与每日运动消耗之和为每日总消耗热量。生酮饮食所谓的热量比例就是依据TDEE来换算的，例如：

有一人的基础代谢率为1500千卡，每日运动消耗500千卡，那么他的每日总消耗量为2000千卡。

生酮饮食比例设定为：碳水化合物10％，蛋白质20％，脂肪70％。

热量摄取分别为：碳水化合物200千卡，蛋白质400千卡，脂肪1400千卡。

碳水化合物跟蛋白质1克=4千卡，脂肪1克=9千卡，所以个别应该摄取碳水化合物50克，蛋白质100克，脂肪155克，再从食物营养成分表中去统计，就可以知道每日吃了多少三大类的营养。

影响基础代谢率的因素很多，这也是很多人减重遇到瓶颈的原因。

(1)年纪：25岁基础代谢率达到巅峰，之后每10年降2％～5％。

(2)睡眠：在正确的时间睡眠，可以分泌生长激素，晚上8点到早上4点是最佳时间。生长激素正向影响基础代谢率。

(3)激素：甲状腺、胰岛素、雌激素的分泌都会影响基础代谢率。

(4)过度节食：摄取的热量过低，身体会自我保护，启动节约能源的机制，停经、掉发都是过度节食的反应，因为身体降低了基础代谢率。

(5)肌肉量不足：人体的肌肉越多，基础代谢率越高。

(6)年龄与性别：年龄越大，基础代谢越慢，同年龄男性基础代谢大于女性。

(7)温度：气温越高，基础代谢率越高。

(8)营养状况：营养素影响内分泌的工作，长时间饥饿也会降低基础代谢率，缺乏营养素更会让代谢不顺畅。所以吃好和吃够是很重要的。

　　现在来谈谈生酮饮食跟基础代谢率的关系，在传统高碳水化合物饮食中，用热量赤字的方法进行减重，初期有效，但到一定时间就会失效，一旦热量增加反而复胖反弹，就是因为低热量节食法最终都会降低基础代谢率，所以是不可行的。

　　那么，（前提是进入稳定生酮或持续性生酮）生酮饮食摄取高脂肪容易有饱腹感，所以容易不饿不吃，一天进食的热量应该都不够每日的总消耗热量，为何不会造成基础代谢率下降呢？这是因为执行生酮饮食者可以由自身的脂肪补足每日所需的总消耗热量，在此状况之下，肌肉不会减少，而是减去脂肪，又不会热量赤字，所以生酮饮食才可以忽略热量计算的问题。

　　但是如同之前所述，激素、营养素缺乏的问题，以及错误的睡眠等，仍然会降低基础代谢率，而生酮饮食者常常容易不饿不吃，摄取营养素的机会就减少，再加上很多人用生酮甜点、空热量来补齐热量，但并没有摄取足够的矿物质、微量元素及维生素，以至于影响到身体运用脂肪，这就容易出现类似低热量节食者的反应：掉发、停经，甚至减重停滞或复胖。

　　因此，生酮饮食更要注意营养素的均衡和足量摄取。不要怕吃，但怕吃得不够好！大家应该把注意力放在吃什么是人体需要的营养，而不是放在我怎么能满足自己的口欲，吃对营养，身体才能进行该有的反应，人体不是只需要热量而已。

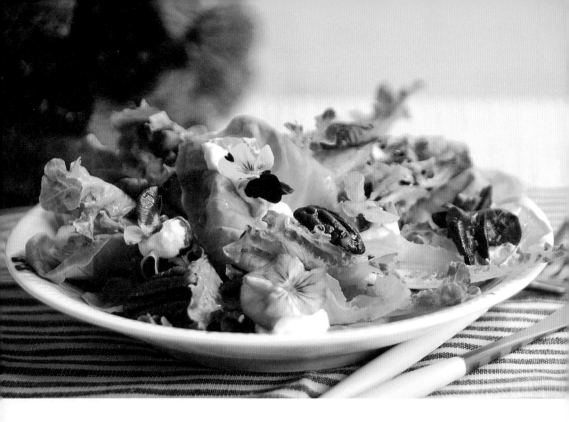

　　了解食材的组成之后，打算进行生酮饮食的朋友们一定要掌握以下几个重要原则，来帮助自己的生酮饮食更加顺利。老实说，并没有所谓特别的"生酮料理"，任何食谱都可以修改成生酮料理食谱——只要花点小心思，你自己就是生酮料理大师！

生酮料理小秘诀

(1)**掌握食材的营养成分**：了解碳水化合物藏在哪里，只要食谱材料里没有含高碳水化合物的食材，都可以制作成生酮料理。

(2)**掌握调味料的替代原则**：

(a)**糖**：减量并以赤藻糖醇替代。

(b)**蚝油、酱油膏等含糖量较高的酱料**：以低糖酱油加上少许赤藻糖醇替代。

(c)**淀粉**：若是勾芡的步骤可以直接去掉，如果是用来腌肉增加滑嫩度则以蛋白取代。

(d)**醋：**减量使用或以柠檬汁取代。

(e)**酒：**使用蒸馏酒或以米酒取代。

(3)**坚持只吃好东西：**尽可能选用优质新鲜的食材，因为好食材天然的风味就是最棒的美味！例如：新鲜的蔬菜烫熟，或是将优质肉类或海鲜煎熟，简单撒上盐、胡椒，自然的鲜甜，怎么吃都不会腻！

(4)**自制高油脂的美味酱料搭配：**偶尔想要变化料理时，在家常备各式酱料，尝试将天然的食材搭配各式酱料食用，你也可以制作出令人惊喜的美味料理！

食谱使用方式简介

▶建议每日挑选一份主餐、一份副食、一杯蔬菜坚果精力汤。

▶**料理准备时间：**标明料理时间预估（但大多不包括舒肥、腌渍、热锅、事前准备时间在内）。

▶**使用锅具建议：**每道食谱都推荐了方便使用的锅具。

▶**低温烹调法建议温度 & 时间：**若是低温烹调法则会建议温度与时间。

▶**小标签：**便当菜、常备菜、5分钟快速料理、食材、素食等小标签，供读者视需要来选择食谱。

第三章

生酮料理常备菜

酱料大集合

　　生酮饮食中最困难的莫过于优质油脂的摄取，很多人对于直接喝油很抗拒，因此花花设计了许多高油脂的酱料，可以搭配食材与餐点使用，让大家可以轻松方便地达到生酮的营养比例！此外，再提醒大家一次，食材中会常用到的橄榄油，花花建议大家使用特级冷压初榨橄榄油哦！

　　建议大家一次可以多做一点，用密封罐装好放在冷藏室，10天内吃完！

酱料处理安全事项

▶存放酱料建议选用密封的玻璃制梅森罐（Mason Jar）。

▶瓶子事先要以沸水消毒晾干，防止酱料因污染而变质。

▶每次取用一定要使用消毒过的干燥汤匙。

生酮酸奶塔塔酱

常备菜|食材

餐点形式：酱料　料理准备时间：10分钟　使用工具：无

每100克的营养成分表

热量	碳水化合物	脂肪	蛋白质
365卡	0.8克（2%）	36克（90%）	6.9克（8%）

材料
水煮蛋1个
酸奶15克
酸黄瓜15克
基础蛋黄酱
50克（见P83）
盐、黑胡椒各适量

做法
❶ 水煮蛋切碎。
❷ 加入酸奶、酸黄瓜、蛋黄酱、盐、黑胡椒拌匀即可。

炸鸡腿佐塔塔酱

常备菜 1人份

餐点形式：主餐＋副食　料理准备时间：15分钟　使用工具：碳钢深炒锅

营养成分表

热量	碳水化合物	脂肪	蛋白质
559卡	10克（4%）	85克（88%）	18克（8%）

材料
带皮鸡腿肉200克
姜末20克
椰子粉、橄榄油、盐、
胡椒各适量
圆生菜200克
生酮酸奶塔塔酱150克

做法
❶ 去骨鸡腿切成适当大小，加入姜末、盐、胡椒、1大匙橄榄油腌渍30分。
❷ 锅中放入橄榄油，加热到锅中微微冒小汽泡，将鸡块沾上椰子粉，放入锅里中火炸5分钟，直到鸡腿内部熟透。
❸ 圆生菜洗干净，将鸡块放于生菜旁，佐生酮酸奶塔塔酱就完成了。

凯撒沙拉酱

餐点形式：酱料　料理准备时间：15分钟　使用工具：料理机

每100克的营养成分表

热量	碳水化合物	脂肪	蛋白质
619卡	2克（1%）	94克（94%）	7.2克（5%）

材料

鳀鱼4条

蛋黄4个

柠檬汁25克

帕玛森奶酪35克

芥末酱2大匙

玫瑰盐1～2小匙

胡椒1小匙

橄榄油300克

大蒜1～3瓣（依个人喜好，至少1瓣）

伍斯特辣酱油2～3滴（可省略）

做法

❶ 将大蒜、鳀鱼、芥末酱、帕玛森奶酪、柠檬汁、伍斯特辣酱油放进料理机打碎。

❷ 加入蛋黄、盐、胡椒打匀。

❸ 加入橄榄油将所有材料打成乳霜状。

❹ 放进密封罐内保存，建议放置两天后再吃，蒜味跟油脂融合后风味更好！食用时用干净汤匙舀取，可以保存15天左右（里头有很多生鲜食材，建议尽快吃完）。

小贴士

(1)芥末酱、鳀鱼、帕玛森奶酪、伍斯特辣酱油可以到进口超市购买。

(2)帕玛森奶酪我推荐使用整块的奶酪，市售磨好的由于为了避免粘连，可能会添加粉类。

(3)想增加盐分摄入的朋友，可以适量多加一点玫瑰盐！

猪肉火腿凯撒沙拉

餐点形式：主餐　料理准备时间：5分钟　使用工具：无

营养成分表

热量	碳水化合物	脂肪	蛋白质
714卡	6克（4%）	66克（85%）	19克（11%）

材料

凯撒沙拉酱100克（见

P78）

猪肉火腿50克

圆生菜200克

盐适量

胡椒适量

做法

❶将圆生菜洗净擦干放在盘中，铺上猪肉火腿。

❷将凯撒沙拉酱淋上，再撒上盐、胡椒即可。

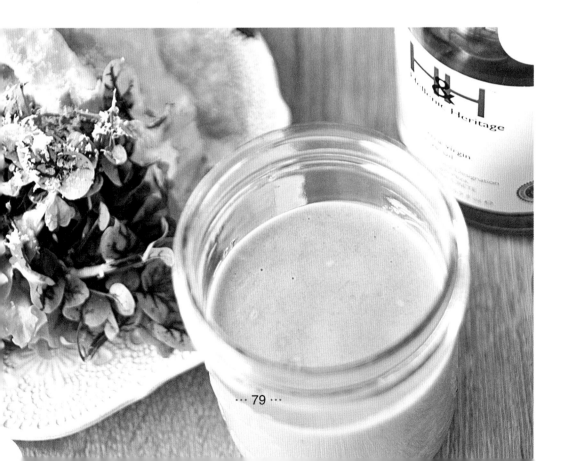

古早味葱油酱

餐点形式：酱料　料理准备时间：15分钟　使用工具：碳钢深炒锅

每100克的营养成分表

热量	碳水化合物	脂肪	蛋白质
625卡	5.3克（3%）	67克（96%）	1克（1%）

材料

水煮猪油200克
红葱头片100克

做法

❶ 热锅加入猪油融化后，趁油温还不高时倒入红葱头片。

❷ 小火慢慢加热，红葱头开始变黄立刻关火，余温会让红葱头变成漂亮的金黄色。

古早味葱油拌时蔬

1人份

餐点形式：副食　料理准备时间：5分钟　使用工具：无

营养成分表

热量	碳水化合物	脂肪	蛋白质
718卡	2克（2%）	45克（93%）	5克（5%）

材料

苋菜300克
古早味葱油酱20克
水煮猪油20克
盐适量

做法

苋菜洗净切段烫熟沥干，趁热拌入猪油、古早味葱油、盐就完成了。

泰式虾酱

常备菜|食材

餐点形式：酱料　料理准备时间：10分钟　使用工具：料理机

每100克的营养成分表

热量	碳水化合物	脂肪	蛋白质
482卡	2克（2%）	40克（77%）	25克（21%）

材料

虾米30克

猪油40克

泰式鱼露20克

酱油10克

做法

虾米洗干净炒干，加1～2大匙猪油炒香，加泰式鱼露，最后再加入酱油翻炒一下，用料理机打碎放进密封罐内备用。

虾酱炖白菜

便当菜　1人份

餐点形式：主餐　料理准备时间：15分钟　使用工具：碳钢深炒锅

营养成分表

热量	碳水化合物	脂肪	蛋白质
501卡	10克（8%）	40克（76%）	19克（16%）

材料

白菜300克

泰式虾酱50克

猪油20克

蒜末20克

高汤200克

做法

❶热锅中加入猪油，融化后加入蒜末炒香，加入虾酱炒香。

❷放入白菜翻炒1分钟，加入高汤盖锅盖，焖煮15分钟即可。

油醋酱

餐点形式：酱料　　料理准备时间：15分钟　　使用工具：无

每100克的营养成分表

热量	碳水化合物	脂肪	蛋白质
696卡	4.6克（3%）	70.7克（97%）	0克（0%）

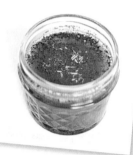

材料

巴萨米克醋15克

橄榄油100克

盐之花适量

意式香料适量

做法

将所有材料混合均匀，用之前摇到乳化后直接淋在沙拉上使用。

水煮蛋火腿油醋沙拉

1人份

餐点形式：主餐＋副食　　料理准备时间：5分钟　　使用工具：无

营养成分表

热量	碳水化合物	脂肪	蛋白质
559卡	10克（4%）	85克（88%）	18克（8%）

材料

水煮蛋1个

油醋酱50克

烟熏牛肉火腿

50克（见P110）

圆生菜200克

盐适量

胡椒适量

做法

❶ 将圆生菜洗干净、沥干后，放在盘中，放上切半白煮蛋及烟熏牛肉火腿。

❷ 淋上油醋酱、盐、胡椒，搅拌均匀就完成了。

基础蛋黄酱

常备菜|食材

餐点形式：酱料　料理准备时间：10分钟　使用工具：电动打蛋器

`每100克的营养成分表

热量	碳水化合物	脂肪	蛋白质
721卡	0.8克（1%）	78.6克（98%）	1.9克（1%）

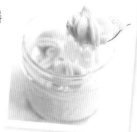

材料

蛋黄2个

橄榄油300克

芥末酱10克

盐适量

胡椒适量

柠檬汁15毫升

做法

❶ 蛋黄加芥末酱用电动打蛋器搅打均匀，将橄榄油缓缓倒入，一边倒一边高速搅打。

❷ 搅打至浓稠状，再加入柠檬汁搅拌均匀，最后加入盐、胡椒即可。

水煮蛋毛豆沙拉

5分钟快速料理|便当菜 1人份

餐点形式：主餐　料理准备时间：5分钟　使用工具：无

`营养成分表

热量	碳水化合物	脂肪	蛋白质
928卡	20克（9%）	82克（78%）	32克（13%）

材料

水煮蛋2个

煮熟的毛豆50克

基础蛋黄酱80克

做法

水煮蛋切丁加入毛豆、蛋黄酱搅拌均匀即可。

芥末蛋黄酱

餐点形式：酱料　料理准备时间：10分钟　使用工具：无

*每100克的营养成分表

热量	碳水化合物	脂肪	蛋白质
646卡	0.8克（1%）	78.6克（98%）	1.9克（1%）

材料

基础蛋黄酱100克

（见P83）

芥末酱15克

做法

原味蛋黄酱加上芥末酱，搅拌均匀即可。

芥末蛋黄酱烤三文鱼

餐点形式：主餐　料理准备时间：5分钟　使用工具：低温烹调机＋铸铁平底锅

*营养成分表

热量	碳水化合物	脂肪	蛋白质
497卡	0克（0）	51克（84%）	21克（16%）

材料

三文鱼200克

芥末蛋黄酱50克

做法

❶三文鱼放入低温烹调机以60℃烹调2小时，取出擦干。

❷铸铁平底锅中小火加热5分钟，将三文鱼放入，两面煎到金黄色。

❸将芥末蛋黄酱挤在三文鱼上即可。

柠檬蒜香蛋黄酱

常备菜|食材

餐点形式：酱料　料理准备时间：10分钟　使用工具：无

每100克的营养成分表

热量	碳水化合物	脂肪	蛋白质
646卡	0.9克（0）	69克（98%）	1.7克（2%）

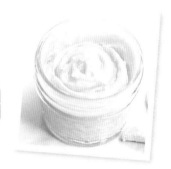

材料
基础蛋黄酱100克（见 P83）

蒜泥15克

葱花切细末适量

柠檬皮屑1克

做法
原味蛋黄酱加上蒜泥、柠檬皮屑、葱花，搅拌均匀即可。

莴笋火腿三明治

5分钟快速料理|便当菜　1人份

餐点形式：主餐　料理准备时间：5分钟　使用工具：无

营养成分表

热量	碳水化合物	脂肪	蛋白质
399卡	1克（1%）	38克（87%）	11克（12%）

材料
莴笋50克

猪肉火腿50克

柠檬蒜香蛋黄酱50克

做法
❶ 莴笋洗干净擦干，取一半放在盘子上，加进一半的柠檬蒜香蛋黄酱，放上猪肉火腿，再将另一半蛋黄酱挤在火腿上，将剩下的莴笋盖上。

❷ 用油纸包起来就是一份美味又方便的餐点。

青酱

常备菜|食材

餐点形式：酱料　料理准备时间：15分钟　使用工具：料理机

每100克的营养成分表

热量	碳水化合物	脂肪	蛋白质
498卡	5克（4%）	53克（90%）	7克（6%）

材料
罗勒20克

松子15克

帕玛森奶酪15克

大蒜10克

橄榄油40克

盐、胡椒适量

做法
所有材料放入料理机中搅打均匀即可。

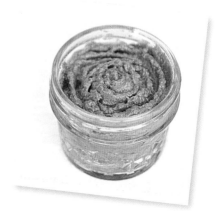

青酱蛋黄酱

常备菜|食材

餐点形式：酱料　料理准备时间：10分钟　使用工具：电动打蛋器

营养成分表

热量	碳水化合物	脂肪	蛋白质
646卡	0.8克（0）	74克（98%）	2.6克（2%）

材料
基础蛋黄酱100克

（见P83）

青酱20克（见P87）

做法
原味蛋黄酱加上青酱，搅拌均匀即可。

炸虾球佐青酱蛋黄酱

（5分钟快速料理|便当菜）1人份

餐点形式：主餐　料理准备时间：5分钟　使用工具：碳钢煎炒锅

营养成分表

热量	碳水化合物	脂肪	蛋白质
796卡	5克（2%）	75克（85%）	25克（13%）

材料

圆生菜100克

虾仁100克

蛋液适量

椰子粉适量

食用油适量

青酱蛋黄酱100克

做法

❶ 圆生菜洗净擦干，取一半大片的完整叶子，剩下一半切丝。虾仁擦干备用。

❷ 食用油加热到锅中微微冒小汽泡，虾仁先裹蛋液再沾上一层椰子粉，放入锅中炸熟。

❸ 将圆生菜垫底，铺上切丝生菜，先挤一些青酱蛋黄酱，放上虾仁，再挤上一些装饰就完成了。

生酮白酱

常备菜|食材

餐点形式：酱料　料理准备时间：10分钟　使用工具：碳钢煎炒锅

*每100克的营养成分表

热量	碳水化合物	脂肪	蛋白质
340卡	4.1克（5%）	37克（93%）	1.8克（2%）

材料

黄油80克

低筋面粉10克

淡奶油300毫升

盐适量

胡椒适量

做法

❶ 黄油融化后加入面粉拌匀。

❷ 分数次缓缓加入淡奶油，小火加热持续搅拌均匀，不要让白酱煮沸，加入盐、胡椒调味。

❸ 放凉后可以用塑料袋分装冷冻，要用的时候拿出来解冻就可以使用。

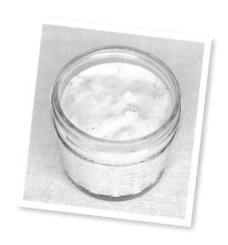

辣橄榄油

常备菜|食材

餐点形式：酱料　料理准备时间：15分钟　使用工具：碳钢煎炒锅

过滤油每100克的营养成分表

热量	碳水化合物	脂肪	蛋白质
813卡	0克（0）	90克（100%）	0克（0%）

材料

粗辣椒粉25克

橄榄油150克

小葱1根

姜3片

带皮大蒜拍扁3瓣

白豆蔻10个

朝天椒粉5克（不吃辣可替换成粗辣椒粉，爱吃辣的自行换成更辣的辣椒粉）

扁鱼1尾（增添香气用，买不到可不用）

做法

❶橄榄油加热到130℃，加入葱、姜、带皮大蒜、扁鱼、白豆蔻，让新鲜香料炸成金黄色之后，将香料捞起。

❷辣椒粉、朝天椒粉混合，缓缓倒入一半的热橄榄油搅拌，待稍凉后再将剩下一半倒入搅拌均匀。

❸若喜欢有辣椒粉的口感，放凉后可直接冷藏；若不喜欢就过滤后放凉，再冷藏。

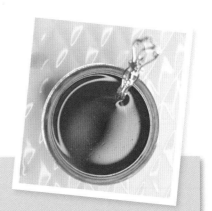

小贴士

(1)各式辣椒粉可以网上购买。

(2)若只是喜欢香辣风味，使用30克粗辣椒粉也可以。

(3)喜欢花椒风味可以加1小匙跟辣椒粉混合，最后把花椒滤掉。

(4)喜欢芝麻的也可以在完成后撒一些芝麻。

辣橄榄油时蔬

5分钟快速料理|便当菜 1人份

餐点形式：副食　料理准备时间：5分钟　使用工具：无

营养成分表

热量	碳水化合物	脂肪	蛋白质
718卡	2克（2%）	45克（93%）	5克（5%）

材料

空心菜300克（可用任何深绿色蔬菜替代）

辣橄榄油50克（见P89）

盐适量

做法

空心菜洗净切段烫熟沥干，加入辣橄榄油拌匀即可。

绿咖喱酱

常备菜|食材

餐点形式：酱料　料理准备时间：15分钟　使用工具：碳钢深炒锅

每100克的营养成分表

热量	碳水化合物	脂肪	蛋白质
338卡	9.7克（11%）	28克（77%）	10克（12%）

材料

香菜籽5克

白胡椒粒10克

柠檬1个取皮屑

南姜末15克

香茅15克

红葱头15克

蒜末15克

香菜15克

青辣椒50克

泰式虾酱15克（见P81）

盐2大匙

橄榄油50克

做法

❶干锅加热炒香菜籽、白胡椒粒，直到香气出来。

❷先将所有干材料打碎，再将剩余所有材料加入到做法❶中，搅打均匀即可。

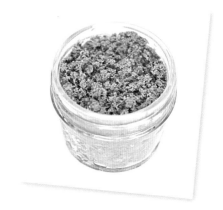

绿咖喱西蓝花土鲟鱼

便当菜 1人份

餐点形式：主餐＋副食　料理准备时间：15分钟　使用工具：碳钢深炒锅

营养成分表

热量	碳水化合物	脂肪	蛋白质
1136卡	19克（7%）	90克（75%）	48克（18%）

材料

土鲟鱼块150克

椰子油30克

椰奶200克

绿咖喱酱50克

鱼露10克

西蓝花200克

做法

❶ 鱼切块备用。

❷ 热锅后，放入椰子油，油融化后加入绿咖喱酱炒香，加入椰奶煮沸。

❸ 将鱼块放入煮熟，再淋上鱼露。

❹ 西蓝花烫熟后，与做法❸一起享用。

麻辣酱

常备菜|食材

餐点形式：酱料　料理准备时间：15分钟　使用工具：铸铁炖锅

*每100克的营养成分表

热量	碳水化合物	脂肪	蛋白质
514卡	12克（9%）	51克（88%）	3.6克（3%）

材料

猪油300克

香油200克

蒜末100克

姜泥 50克

米酒50克

辣豆瓣50克

酱油75克

赤藻糖醇2大匙

综合辣椒粉（辣椒粉
20克、花椒粉10克、
朝天椒粉20克）

香料（大红袍花椒4
钱、砂仁3钱、草果3
钱、八角2钱、山柰2
钱、月桂叶2钱、桂
子2钱、桂枝2钱，所
有材料打成粉）

做法

① 锅中放入猪油、香油，炒香蒜末、姜泥，加入辣豆瓣炒香，淋入米酒炒2分钟。

② 加入酱油搅拌均匀煮沸，下综合辣椒粉、香料、赤藻糖醇，煮沸后，再小火煮3分钟即可。

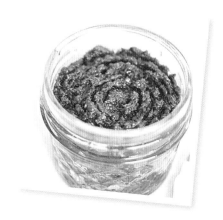

麻辣秋葵

1人份

餐点形式：副食　料理准备时间：5分钟　使用工具：碳钢深炒锅

营养成分表

热量	碳水化合物	脂肪	蛋白质
409卡	9克（9%）	40克（89%）	2克（2%）

材料

秋葵200克

麻辣酱20克（见P93）

高汤50克

蒜末10克

猪油10克

做法

❶ 锅热后加入猪油，融化后放入蒜末炒香，再加入麻辣酱稍微翻炒，加入高汤搅拌均匀。

❷ 放入秋葵翻炒，待秋葵熟了就可以了。

葱油酱

餐点形式：酱料　料理准备时间：10分钟　使用工具：碳钢煎炒锅

每100克的营养成分表

热量	碳水化合物	脂肪	蛋白质
342卡	3.7克（5%）	36克（94%）	0.8克（1%）

材料

葱200克

姜30克

盐1小匙

橄榄油150毫升

做法

❶ 将葱洗净沥干，切成葱花；姜切成细姜末。两种食材搅拌均匀。

❷ 锅中加入橄榄油，加热到150℃，放入葱花、姜末翻炒约1分钟，放凉后就完成了。

荷兰酱

餐点形式：酱料　料理准备时间：10分钟　使用工具：微波炉

每100克的营养成分表

热量	碳水化合物	脂肪	蛋白质
592卡	4克（3%）	30克（92%）	3克（5%）

材料

黄油30克

蛋黄1个

柠檬汁10克

盐适量

胡椒适量

香料适量

做法

❶ 黄油放入微波炉微波10秒至完全融化。

❷ 加入蛋黄、柠檬汁、盐、胡椒、香料搅拌均匀。

❸ 放入微波炉再微波10秒，取出充分搅拌后，再微波10秒，将酱料充分搅拌至细滑状。

小贴士

(1)请注意，不要一次微波时间过长，若怕失败可以每次5秒分开尝试。

(2)无微波炉的朋友可以把酱放在锅中，小火加热持续搅拌即可。

菠菜三文鱼班尼迪克蛋

便当菜 1人份

餐点形式：主餐　料理准备时间：10分钟　使用工具：微波炉

营养成分表

热量	碳水化合物	脂肪	蛋白质
500卡	7克（5%）	42克（76%）	23克（19%）

材料

水波蛋

鸡蛋1个

盐适量

热水适量

水煮菠菜

菠菜段100克

盐适量

其他

荷兰酱40克（见P95）

盐渍三文鱼50克（见
P139）

做法

① 饭碗里装少半碗热水、盐，将鸡蛋打进热水中。

② 微波炉高火加热1分钟，水波蛋就完成了！

③ 锅中加水、少许盐煮沸，加入菠菜段烫熟并将水挤
　干，铺在盘子上。

④ 放上三文鱼、水波蛋，淋上荷兰酱即可。

小贴士

(1)盐渍三文鱼可做好切片冷冻，吃时再解冻即可。

(2)菠菜可以前一天先煮好放在冰箱冷藏，隔天拿出来即可。

(3)水波蛋微波1分钟只是个参考值，你可以依照自己喜欢的生熟度来增减时
　间，没有微波炉的朋友可以用水煮：水沸后加盐跟醋，用汤勺转圈让水呈
　现漩涡状，把蛋打进锅中，煮到蛋白熟透出蛋黄色（约3分钟），用漏勺
　把蛋捞起来即可！

(4)做出漂亮水波蛋，新鲜鸡蛋才是王道！

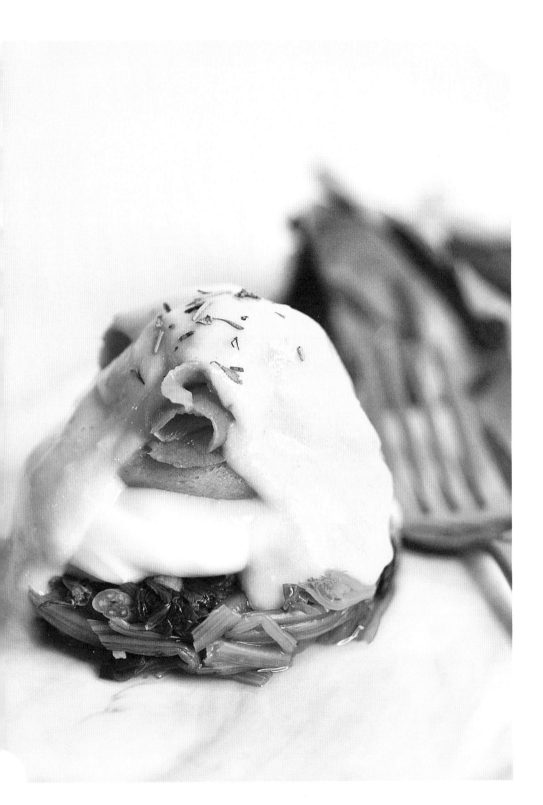

第四章

生酮食材变变变

肉类

优质的肉类是生酮饮食摄取饱和脂肪酸和蛋白质的重要来源，要正确处理、保存、料理，一起健康生酮吧！

肉品处理安全

- 生肉和处理过的肉类都要冷藏。
- 不要让生肉接触到其他食物。
- 尽量将肉类放置冷冻最底层。
- 新鲜肉品要尽快食用完毕。
- 一次购买大量肉品时，建议回家后尽快切割并真空分装，放置冰箱快速冷冻。储存时间不宜太长：牛肉不要超过6个月、猪肉不要超过3个月、禽肉类不要超过2个月。
- 减少冷冻对肉类食材的伤害，解冻要放在冷藏室缓缓解冻，大块的肉甚至需要数日才能解冻完毕。千万不要放在热水或室温解冻，这样会刺激微生物生长。冷冻的肉不要直接烹煮，避免外部煮过头、内部却还在解冻的状况。
- 剩下的肉类料理要尽可能快速放入冰箱保存。
- 剩下的肉类料理在隔餐食用前务必加热到73℃以上。

牛肉

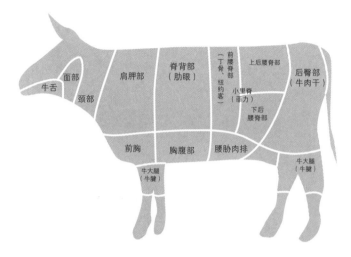

牛肉富含蛋白质、铁、锌、钾、镁、B族维生素、肌酸、肉毒碱。肌酸是肌肉能量的来源，对增长肌肉、增强肌肉力量特别有效；肉毒碱是肌肉增长很重要的氨基酸，还可以改善脂肪的代谢功能，协助燃烧脂肪并将它转为热量。因此，牛肉是想要增加肌肉量时很好的蛋白质来源，若是单纯的肉类料理，建议大家挑选牛小排、牛腩（油脂量约35%）等油脂比较高的部位，其次则是沙朗和肋眼（油脂量约28%）；若是肉泥（油脂量约22%），则可以加入一些牛板油来增加油脂，会更容易达成生酮的营养比例（表4-1）！

表 4-1　牛肉营养成分及菜谱

	碳水化合物	脂肪	蛋白质	菜谱
牛小排	0克	24.0克	17.1克	泰式酱爆酸辣牛小排（见P102） 奶酪香葱肥牛卷（见P101） 碳烤牛小排（见P112） 麻香红油牛肉汤（见P114） 酸白菜牛五花肉片（见P115） 姜汁烧牛肉（见P118）
牛腩	0克	29.6克	14.8克	蔬菜牛肉汤（见P113） 冬瓜牛腩清汤（见P114）
牛肩胛	1.2克	17.9克	16.9克	牛肉汉堡排（见P116） 波隆尼肉酱焗烤菠菜（见P119） 烟熏牛肉火腿（见P122） 白酱瑞典牛肉丸（见P120）

奶酪香葱肥牛卷

[5分钟快速料理] 1人份

餐点形式：主餐　料理准备时间：5分钟　使用工具：碳钢煎炒锅

营养成分表

热量	碳水化合物	脂肪	蛋白质
1222卡	12克（4%）	101克（75%）	62克（21%）

材料

牛小排烧烤片（厚约0.3厘米）200克

香葱50克

莫扎瑞拉奶酪100克

盐适量

胡椒适量

红椒粉适量

做法

① 香葱切成5厘米葱段，奶酪切成5厘米长方条备用。

② 中小火加热铸铁锅5分钟，将牛小排烧烤片放入锅中，一面煎1分钟。

③ 将牛小排取出，将香葱、奶酪卷起来，用牙签固定后再撒上盐、胡椒、红椒粉，就完成了。

碳烤牛小排

[便当菜] 1人份

餐点形式：主餐　料理准备时间：25分钟　使用工具：铸铁平底锅＋烤箱

营养成分表

热量	碳水化合物	脂肪	蛋白质
941卡	2克（1%）	88克（92%）	24克（10%）

材料

牛小排（约2厘米厚）200克

黄油20克

葱末6克

蒜泥6克

盐适量

做法

① 黄油放置室温软化，将蒜泥、葱末、盐加入搅拌均匀，放入冰箱内冷藏。

② 中小火加热铸铁锅5分钟后，下牛小排，一面煎1分钟，放入烤箱内100℃烤10分钟，静置10分钟。

③ 将牛小排取出放入盘中，佐着做法①的酱汁一起食用。

泰式酱爆酸辣牛小排

便当菜|常备菜 1人份

餐点形式：主餐　料理准备时间：10分钟　使用工具：铸铁平底锅

营养成分表

热量	碳水化合物	脂肪	蛋白质
1160卡	62克（7%）	305克（80%）	116克（13%）

材料

牛小排200克

蒜3～4瓣切片

罗勒1大把

酱油2大匙

赤藻糖醇1大匙

橄榄油4大匙

辣椒1根

柠檬汁1大匙

淋在牛小排上的橄榄油适量

做法

❶ 将赤藻糖醇放入酱油中融化。

❷ 将铸铁锅以中火加热5分钟，将牛小排放进锅中，单面各煎1.5分钟，煎好后放置保温处熟成。

❸ 锅中加入橄榄油，下蒜片煎出香味。

❹ 取出牛小排切块，放入锅中翻炒15秒，将做法❶融化的赤藻糖醇酱油在锅边炝香，关火。

❺ 下罗勒、辣椒、柠檬汁，翻炒均匀。

❻ 将橄榄油淋在牛小排上，让橄榄油的青草芬芳香气带出油脂的甜味，就可以连锅直接上桌。

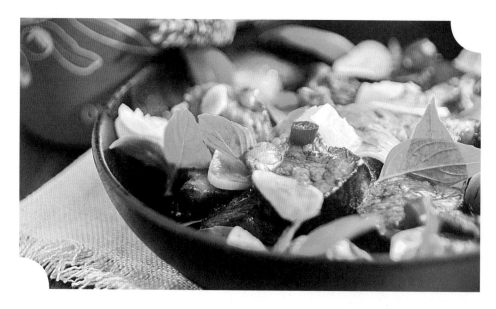

舒肥法（适合家里有舒肥机者）

(1)将赤藻糖醇融于酱油中。牛小排撒上适量盐、胡椒放入真空袋，以55℃舒肥3小时。

(2)铸铁锅以中火加热5分钟，将牛小排放进锅中，一面煎1.5分钟，煎好后取出切片备用。

(3)下橄榄油进锅中，下蒜片煎到蒜香传出后，下切块牛排入锅中拌炒15秒，将做法(1)融化的赤藻糖醇酱油在锅边炝香，关火。

(4)下罗勒、辣椒、柠檬汁翻炒均匀。

(5)将橄榄油淋在肉上，让橄榄油的青草芬芳香气带出油脂的甜味，连锅上桌！

冬瓜牛腩清汤

常备菜 4人份

餐点形式：主餐　　料理准备时间：100分钟　　使用工具：铸铁炖锅

营养成分表

热量	碳水化合物	脂肪	蛋白质
770卡	5.5克（2%）	88克（79%）	47克（19%）

材料

牛肋条1000克

冬瓜500克

高汤1500毫升

姜片100克

做法

❶ 煮一锅热水，将牛肋条切块后放入水中氽烫2分钟。

❷ 另起锅，高汤煮沸，放入姜片、冬瓜、牛肋条，煮沸后转小火熬煮90分钟。

麻香红油牛肉汤

5分钟快速料理 1人份

餐点形式：主餐＋副餐　　料理准备时间：5分钟　　使用工具：铸铁炖锅

营养成分表

热量	碳水化合物	脂肪	蛋白质
1393卡	22克（6%）	128克（84%）	35克（10%）

材料

牛小排片200克

莴笋200克

香菇20克

木耳100克

玉米笋20克

麻辣酱85克（见P93）

高汤300毫升

做法

❶ 高汤煮沸，加入麻辣酱搅拌均匀。

❷ 下蔬菜煮沸，最后将牛肉片涮熟即可。

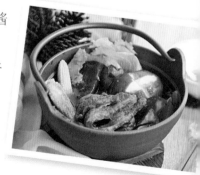

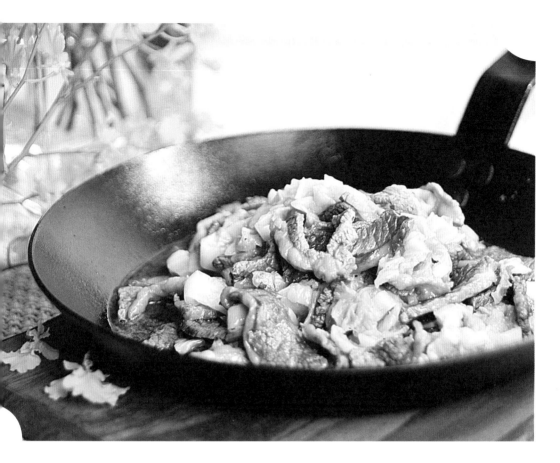

酸白菜牛五花肉片

（5分钟快速料理）1人份

餐点形式：主餐　料理准备时间：5分钟　使用工具：碳钢煎炒锅

营养成分表

热量	碳水化合物	脂肪	蛋白质
1013卡	0克（0）	101克（90%）	24克（10%）

材料

猪油25克

酸白菜50克

辣椒2根

无骨牛小排片200克

做法

❶酸白菜洗干净，拧干后切丝。

❷碳钢锅烧热，加入猪油，油热后下酸白菜翻炒，待酸白菜炒出香气后，再下牛小排片翻炒至五分熟，最后加入辣椒翻炒即可。

牛肉汉堡排

便当菜|常备菜 10个

餐点形式：主餐　料理准备时间：30分钟　使用工具：横纹铸铁锅＋舒肥机

营养成分表

热量	碳水化合物	脂肪	蛋白质
724千卡	0.5克（1%）	52克（85%）	6克（14%）

材料

牛肩肉馅1000克

牛板油500克（可以
用猪板油绞碎替代）

莫扎瑞拉奶酪200克

盐、胡椒各适量

做法

❶ 将牛板油切成小丁。

❷ 将所有材料用手搅到稍稍有黏性（若有搅拌机，搅
约1分钟）。

❸ 分成每个170克的肉排，用保鲜膜或真空机封好后，
放冰箱冷冻。

❹ 料理的前一天，将需要的分量放于冷藏室解冻，取
出确定完全解冻后，以中小火加热铸铁煎盘5分钟。

❺ 将汉堡排放入煎锅，中小火单面煎4分钟，放上一片
奶酪后，盖上锅盖静置15分钟。

小贴士

(1)4分钟是170克的建议时间，若220克我会两面煎6分钟。如果你喜欢熟透
的，请自行增加时间，但因为牛肩肉比较涩，所以加工时间长肉质会变硬。

(2)煎肉排时防止肉都散开或汤汁流出来的小秘诀：

(a)肉要搅拌到有黏性；

(b)稍微冷藏再用会比较定形；

(c)不要解冻过度，如果血水开始渗出，汤汁将会一直煎一直流；

(d)锅要够热（但不要过热，大概就是中小火加热5分钟），最好是横纹铸铁
锅，汤汁不会浸在下面无法收干！

舒肥机 + 铸铁锅做法

(1)将牛板油切成小丁。

(2)将所有材料用手搅到稍有黏性（有搅拌机就搅约1分钟）。

(3)分成170克的肉排，用真空机封好，舒肥54℃3小时，完成后可以直接冷藏或冷冻保存。

(4)要料理的前一天冷藏室解冻，取出放入热水中，将肉排加温到60℃左右，同时中小火加热铸铁煎盘5分钟。

(5)将汉堡排放入煎锅，中小火单面煎1分钟，放上一片奶酪后，盖上锅盖1分钟让奶酪融化（只要3分钟而且油烟变少，即可作为早餐）。

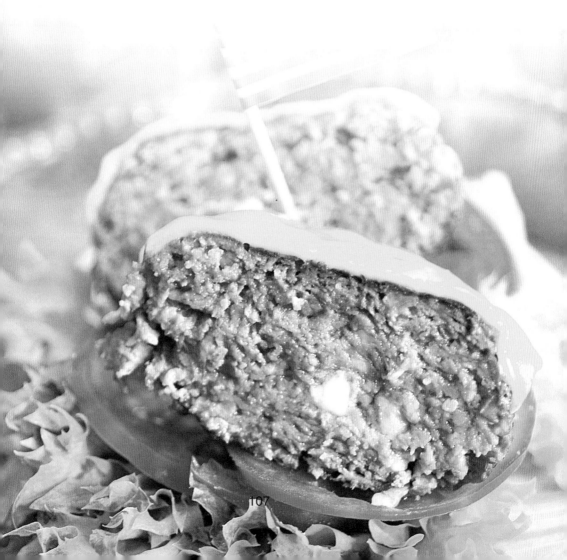

姜汁烧牛肉

便当菜 1人份

餐点形式：主餐＋配菜　料理准备时间：10分钟　使用工具：碳钢深炒锅

营养成分表

热量	碳水化合物	脂肪	蛋白质
1075卡	8克（3%）	101克（86%）	29克（11%）

材料

猪油25克

牛小排片200克

姜汁10克

蒜泥10克

酱油10克

赤藻糖醇1茶匙

盐适量

大白菜梗（切丝）

200克

葱花适量

做法

❶牛小排片加入蒜泥、姜汁、酱油、赤藻糖醇、盐腌渍，用手轻轻搅拌。

❷碳钢炒锅加热，加入猪油，油热后加入大白菜梗丝翻炒1分钟。

❸加入腌渍好的牛小排片及酱汁翻炒，待牛小排片约5分熟，再撒上葱花即可。

波隆尼肉酱焗烤菠菜

便当菜/常备菜 4人份

餐点形式：主餐　料理准备时间：10分钟（不含肉酱时间）

使用工具：铸铁炖锅

营养成分表

热量	碳水化合物	脂肪	蛋白质
876卡	16克（7%）	76克（80%）	29克（13%）

材料

牛肉泥350克

牛板油200克

橄榄油25毫升

蒜6~8瓣切末

口蘑6个切片

红酒100毫升

月桂叶4片

盐1茶匙

赤藻糖醇1茶匙

罗勒适量

黑胡椒适量

菠菜600克

莫扎瑞拉奶酪100克

西红柿1个

鸡汤300毫升

做法

❶牛肉泥、牛板油搅拌均匀。西红柿用料理机打成泥，备用。

❷冷锅下牛肉泥翻炒至九分熟，起锅备用。

❸加入橄榄油，下口蘑炒软，下蒜末炒香，加入红酒烧出酒香。

❹加入西红柿糊、鸡汤、赤藻糖醇、盐、黑胡椒、罗勒、月桂叶，大火煮沸后
　转小火熬煮2小时即成肉酱（可以放凉分装冷冻当作常备菜）。

❺菠菜煮熟沥干，将肉酱淋在上面，撒上莫扎瑞拉奶酪放入烤箱烤到奶酪融化
　即可。

烟熏牛肉火腿

（食材）6～8人份

餐点形式：食材　料理准备时间：含腌渍3～5天　使用工具：低温烹调机

营养成分表

热量	碳水化合物	脂肪	蛋白质
233卡	1.2克（2%）	25.5克（76%）	16.9克（22%）

材料

牛肩里脊1000克

盐30克

胡椒5克

烟熏木片10克

做法

❶ 将盐、胡椒混合，均匀抹在牛肉上，稍稍按摩1分钟，放入真空袋密封包好，放冰箱冷藏3～5天。

❷ 取出腌渍好的牛肉，表面洗干净、擦干后，再封进真空袋中。

❸ 低温调理机以58～65℃，低温烹煮8～12小时。

❹ 在不锈钢锅底垫上锡箔纸，放置烟熏木片在锡箔纸中间，用不锈钢蒸架将肉架高，盖锅盖大火5分钟，中火5分钟，关火再闷5分钟。

❺ 取出放凉后放入冰箱冷藏。

烤箱或蒸炉法自制香料熟火腿

(1)将盐、胡椒混合，均匀抹在牛肉上，稍稍按摩1分钟，放入真空袋密封包好，放冰箱冷藏3~5天。

(2)取出腌渍好的牛肉，表面洗干净、擦干后，置网架上放入冰箱冷藏风干12小时，再封进真空袋中。

(3)整个放入装满水的锅中，整锅放进烤箱内，用烤箱75℃蒸烤3小时（若是蒸炉，则将肉密封直接放进蒸炉即可）。

(4)在不锈钢锅底垫上锡箔纸，放置烟熏用木屑在锡箔纸中间，用不锈钢蒸架将肉架高，盖锅盖大火5分钟，中火5分钟，关火再闷5分钟。

(5)取出放凉后，放入冰箱冷藏。

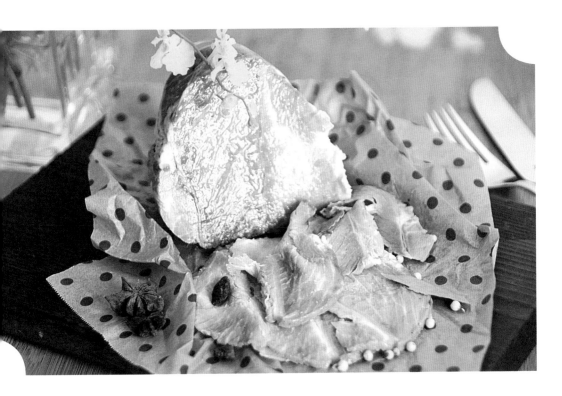

白酱瑞典牛肉丸

便当菜|常备菜 2人份

餐点形式：主餐　料理准备时间：10分钟　使用工具：碳钢煎炒锅

营养成分表

热量	碳水化合物	脂肪	蛋白质
1080卡	7克（2%）	125克（89%）	29克（9%）

材料

瑞典肉丸

牛肉泥250克

牛板油100克

蒜3～5瓣

淡奶油50毫升

鸡蛋1个

盐适量

黑胡椒粉适量

红椒粉适量

白酱汁

生酮白酱40克（见P88）

高汤40克

胡椒适量

盐适量

做法

1. 牛肉泥加牛板油同方向搅拌至有些许黏性，加入鸡蛋、淡奶油搅拌至液态材料收干。

2. 加入蒜末和其他调味料搅拌均匀。

3. 准备冰水将双手沾湿，一次取一颗揉搓成直径2厘米的丸子，放置盘子上。

4. 炒锅里下1～2厘米高的油，将丸子放入油锅里煎熟。

5. 白酱加高汤煮到你喜欢的稠度，淋在肉丸上，撒上适量胡椒、盐就完成了。

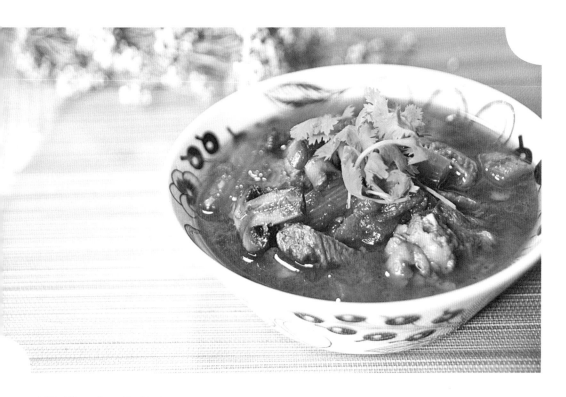

蔬菜牛肉汤

常备菜 4人份

餐点形式：主餐＋配菜　料理准备时间：100分钟　使用工具：铸铁炖锅

营养成分表

热量	碳水化合物	脂肪	蛋白质
946卡	14克（5%）	102克（78%）	50克（17%）

材料

牛肋条1000克

大白菜300克

芹菜300克

西红柿900克

口蘑200克

橄榄油60克

综合香料适量

高汤1000毫升

做法

❶ 热锅放入切块牛肋条，煎到表面微熟、有香气，盛起备用。

❷ 不洗锅，直接再加入橄榄油，下大白菜、芹菜、西红柿、口蘑，翻炒到有香气之后，将牛肋条放入锅中翻炒。

❸ 倒入高汤，加入综合香料，煮沸后转小火熬煮90分钟。

猪肉

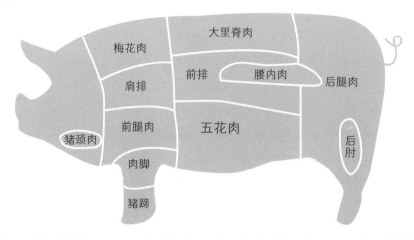

猪肉是高脂肪的肉类，也是最经济、最容易买到的肉品。猪肉能够提供身体所需的蛋白质、脂肪、维生素及矿物质，帮助修复身体组织、加强免疫力、保护器官功能。猪肉也可以提供血红素铁和促进铁吸收的半胱氨酸，能改善缺铁性贫血。

猪肉的油脂含量非常高，连瘦肉都有10%的脂肪。若是单吃建议选择五花肉、松阪肉（油脂量约45%）、猪蹄（油脂量约35～38%）、梅花肉（油脂量约25%），肥瘦各半的肉泥也是十分适合拿来做肉丸子当成常备菜食用（表4-2）。

表 4-2　猪肉营养成分及菜谱

	碳水化合物	油脂	蛋白质	菜谱
五花肉	0.5克	32.9克	14.9克	韩式烤肉（见P117） 酸白菜五花肉（见P118） 港式烧肉（见P122） 自制培根（见P124）
猪颈肉	1.4克	17.5克	11.9克	嫩煎鲜蔬猪颈肉（见P126） 绿咖喱猪颈肉魔芋面（见P115） 三杯猪颈肉（见P121）
猪蹄		28.6克	17.1克	当归猪蹄汤（见P127） 德国猪蹄（见P128）
梅花肉		14.0克	18.9克	
猪肉馅		14.6克	18.7克	意式腊肠奶酪脆片（见P119） 腊肠生菜汉堡（见P120） 焗烤菠菜腊肠（见P120）

绿咖喱猪颈肉魔芋面

便当菜 1人份

餐点形式：主餐＋副食　料理准备时间：10分钟　使用工具：铸铁炖锅

营养成分表

热量	碳水化合物	脂肪	蛋白质
1432卡	35克（9%）	126克（78%）	46克（13%）

材料

椰子油1大匙

绿咖喱酱50克（见P91）

椰奶400克

猪颈肉片200克

魔芋面50克

做法

❶ 热锅后，放入椰子油加热，再放入绿咖喱酱炒香，最后加入部分椰奶翻炒，到有油亮感觉倒入所有椰奶煮沸，直接淋在魔芋面上。

❷ 肉片烫熟切片当配料，要吃之前可再撒上一些橙皮增添香气。

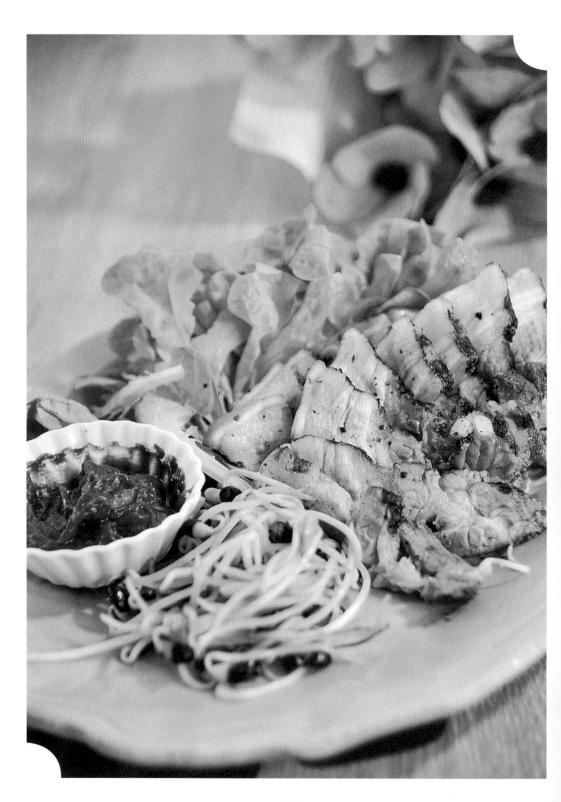

韩式烤肉

5分钟快速料理 1人份

餐点形式：主餐＋配菜　　料理准备时间：5分钟　　使用工具：横纹铸铁锅

营养成分表

热量	碳水化合物	脂肪	蛋白质
1188卡	3克（1%）	121克（92%）	20克（7%）

材料

猪五花肉300克

盐1小匙

香油1大匙

胡椒粉适量

生菜150克

蘸酱

辣橄榄油15克

味噌10克

做法

❶五花肉切1厘米厚的片，抹上盐、香油、胡椒粉，腌渍1小时；生菜洗净擦干备用。

❷横纹铸铁煎锅以中火加热，将五花肉片放入锅中，煎到两面焦黄。

❸用剪刀把肉剪成小块，蘸酱夹生菜享用。

酸白菜五花肉

常备菜 4人份

餐点形式：主餐+副食　料理准备时间：10分钟　使用工具：铸铁炖锅

营养成分表

热量	碳水化合物	脂肪	蛋白质
3184卡	25克（3%）	279克（79%）	145克（18%）

材料

酸白菜500克

高汤2000毫升

五花肉片800克

大白菜400克

豆皮、菇类、火锅材

料适量

猪油10克

做法

❶酸白菜、大白菜切丝备用。

❷高汤煮滚，下酸白菜、大白菜、猪油，煮3分钟。

❸将豆皮、菇类和火锅材料放入小火锅中，五花肉片可以边涮边吃。

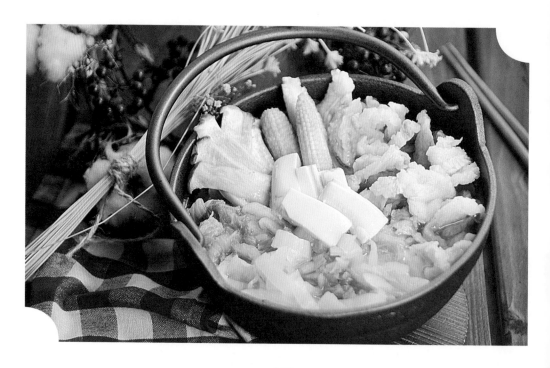

意式腊肠奶酪脆片

常备菜 2人份

餐点形式：零食　料理准备时间：10分钟　使用工具：烤箱

营养成分表

热量	碳水化合物	脂肪	蛋白质
1051卡	12克（4%）	95克（74%）	63克（22%）

材料

意式原味腊肠（萨拉米肠）小片16片（或大片12片）

帕玛森奶酪粉100克

红椒粉、综合香料各适量

做法

❶ 烤箱预热到230℃。

❷ 铸铁锅上铺烤盘纸，将意式原味腊肠平铺在烤盘纸上，中间要留适当空间，预防奶酪融化流出来。

❸ 将帕玛森奶酪粉放在意式腊肠上面，撒上红椒粉和综合香料。

❹ 烤箱预热5分钟，180℃烤5～8分钟，烤到奶酪冒泡，有点上了金黄色即可，放凉后享用。

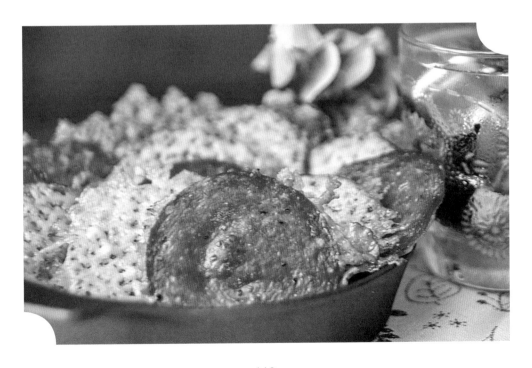

腊肠生菜汉堡

5分钟快速料理 1人份

餐点形式：主餐＋副食　料理准备时间：5分钟　使用工具：无

营养成分表

热量	碳水化合物	脂肪	蛋白质
663卡	8克（5%）	60克（82%）	21克（13%）

材料

腊肠50克

生菜150克

柠檬蒜香蛋黄酱

40克（见P85）

做法

❶生菜洗净擦干，取一半放在盘子上，加进一半的柠檬蒜香蛋黄酱，放上腊肠，再将另一半蛋黄酱挤在腊肠上，将剩下的生菜盖上。

❷以油纸包起来就是一份美好又方便的餐点。

焗烤菠菜腊肠

便当菜 2～3人份

餐点形式：主餐＋副食　料理准备时间：15分钟　使用工具：铸铁平底锅

营养成分表

热量	碳水化合物	脂肪	蛋白质
970卡	39克（10%）	132克（74%）	63克（16%）

材料

腊肠80克

菠菜600克

莫扎瑞拉奶酪100克

生酮白酱60克（见P88）

做法

❶菠菜洗净后切段，用沸水烫软后，取出沥干备用。

❷将小铸铁锅底部抹上一点油，将菠菜铺平，中间加上一些白酱。

❸最后铺上腊肠、奶酪，烤箱预热200℃烤10分钟就完成了。

三杯猪颈肉

5分钟快速料理 1人份

餐点形式：主餐　料理准备时间：5分钟　使用工具：碳钢深炒锅

营养成分表

热量	碳水化合物	脂肪	蛋白质
629卡	2克（2%）	53克（76%）	35克（22%）

材料

猪颈肉200克

姜片8片

蒜12瓣

辣椒1根

罗勒1大把

香油2大匙

酱油1大匙

米酒2大匙

赤藻糖醇1茶匙

做法

❶ 辣椒斜切片、猪颈肉切片备用。

❷ 起热油锅，放猪颈肉煎至两面金黄，七八分熟后取出，逆纹切成粗条状备用。

❸ 原锅加入香油、姜片，小火焖至姜片干皱、卷曲，再加入蒜、辣椒翻炒。

❹ 放入猪颈肉翻炒，再加入酱油、米酒、赤藻糖醇翻炒均匀。

❺ 大火收干酱汁，下罗勒快速翻炒一下即可盛盘。

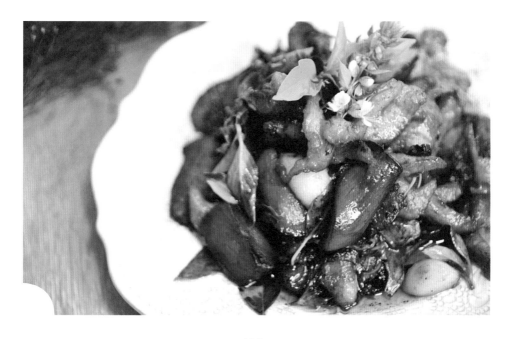

港式烧肉

便当菜 4人份

餐点形式：主餐＋副食　料理准备时间：含腌渍3～5天　使用工具：烤箱

营养成分表

热量	碳水化合物	脂肪	蛋白质
3957卡	9克（1%）	366克（84%）	150克（15%）

材料

二层肉1000克

粗盐10克（二层肉重量的1%）

五香粉1～2茶匙

绍兴酒1大匙

白胡椒粉1茶匙

赤藻糖醇2茶匙

蘸酱

芥末酱适量

做法

1 将二层肉分成三块，一块300克左右，把肉切成完整的长方形。

2 剩下的材料混合均匀，涂抹在猪皮以外的所有部分。

3 用双层锡箔纸将二层肉猪皮以外的部分包起来（我通常会将二层肉猪皮朝上放在锡箔纸上，将四边折起来封好，再将过高的部分往下卷露出猪皮）。

4 将冰箱整理一下，尽可能不要有未加盖的熟食或有浓重气味的食物，将所有食物都用密封袋或保鲜盒封好，以避免细菌感染！将二层肉放置冰箱的风口处，冷藏3～5天，待猪皮整个硬得像石头一样，就完成了！

5 取出后撕掉锡箔纸，用干净的纸巾将封住的二层肉部分擦干，在烤盘上放一个蒸架，避免猪肉浸在汤水里无法收干（表面收干，才不会让汤汁一直流出，肉质会不够软嫩）。

6 烤箱不需要预热，直接将烤盘放入中下层，温度调到200℃，大概不超过20分钟，用探针温度计插入二层肉内测量大约70℃。如果中间猪皮已经大爆开、上色但猪肉中心点尚未达到70℃，可以盖上一层锡箔纸避免烧焦。

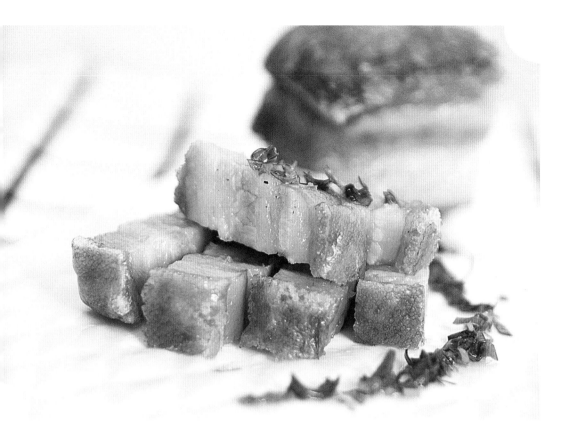

❼取出后猪皮朝下切成方块状，切好要赶紧将猪皮朝
上，猪皮吸了汤汁就不脆了。

❽外皮吸收盐分较高，咸度偏高，可以将外面的部分
切下，拿来切丝炒菜，只留中间的部分切成1.5厘米
见方的猪肉块，佐芥末酱享用！

小贴士

(1)二层肉不多，也可以买三层肉切掉最下面一块瘦肉，不能太厚，否则猪皮
焦了肉都还没熟！

(2)尽量挑选猪皮厚度不要太厚的，不要用黑毛猪！

(3)不要买太小块，否则不容易切成方块状。

自制培根

餐点形式：食材　料理准备时间：含腌渍约6.5天　使用工具：低温烹调机

营养成分表

热量	碳水化合物	脂肪	蛋白质
3600卡	5克（1%）	329克（83%）	149克（16%）

材料

五花肉1千克

粗海盐2大匙

蒜末2大匙

赤藻糖醇1大匙

普罗旺斯香料2大匙

做法

1 将海盐、蒜末、普罗旺斯香料、赤藻糖醇放在大锅内混合均匀，然后均匀抹在五花肉上。

2 用真空机密封袋装起来，冷藏5天。

3 取出五花肉，以饮用水冲洗干净之后，用餐巾纸擦干，不加盖放进冰箱冷藏，放置24小时以上，中间记得翻面，让表面干燥。

4 低温烹调机以65℃烹调12小时。

5 完成后，放凉切片，真空分装放进冰箱冷冻，无论是炒青菜、做焗烤甚至当早餐，都是很好的选择。

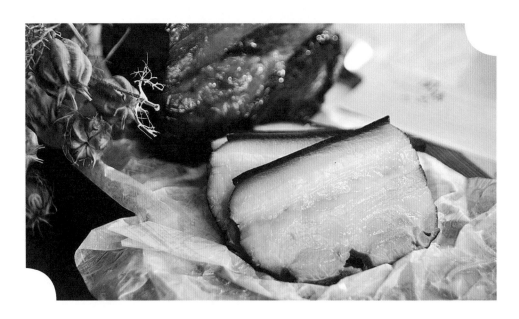

小贴士

(1)放冰箱里腌渍时会一直出水是正常的，只要闻一闻，若还是香料的香气就没问题。

(2)若没有低温烹调机，可以将烤箱预热100℃，将表皮干燥的五花肉放入烤箱（建议在烤盘上放置网架垫高，避免接触烤盘的那一面潮湿而无法烤干），烤2~3小时，直到用探针温度计测量肉的最中间温度达到65℃。

(3)若是没有真空机，可以使用密封袋，尽可能把空气挤干净。

(4)火腿的做法一样，将五花肉改成里脊或是梅花肉即可。

嫩煎鲜蔬猪颈肉

(便当菜) 1人份

餐点形式：主餐＋副食　料理准备时间：30分钟　使用工具：横纹铸铁锅

营养成分表

热量	碳水化合物	脂肪	蛋白质
1050卡	16克（6%）	85克（75%）	50克（19%）

材料

猪颈肉200克

西葫芦300克

西红柿100克

秋葵100克

做法

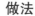 中小火加热5分钟后，用刷子沾一些猪油在铸铁条纹煎锅上轻轻刷一层。

❷ 保持中小火，将猪颈肉放进锅里，2～3分钟翻面，就会有漂亮的花纹。

❸ 另一面再煎2～3分钟，旁边有厚度的地方也不要忘了，将外皮都煎熟才能锁住汤汁。

❹ 把蔬菜切片放上横纹铸铁烤盘，蔬菜1～2分钟翻面一次，当然还是视厚度而定。

❺ 烤好的蔬菜先盛盘，关火，用余温来熟成猪颈肉，通常我会放10～15分钟。用探针温度计测量肉的最中间温度达到65℃。

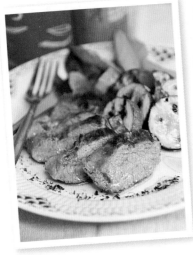

小贴士

猪颈肉厚度不一定，若厚一点还是要视情况增加时间，薄就减少时间。

当归猪蹄汤

常备菜 1人份

餐点形式：主餐　料理准备时间：60分钟　使用工具：铸铁炖锅

营养成分表

热量	碳水化合物	脂肪	蛋白质
683卡	1克（1%）	58克（77%）	37克（22%）

材料

猪蹄200克

米酒200毫升

高汤300毫升

水300毫升

当归1片

葱姜各适量

做法

❶ 猪蹄放入葱姜米酒水内氽烫去腥后，把猪蹄取出放凉。

❷ 将所有材料放入炖锅，煮到沸腾后盖锅盖，转小火，熬煮1小时。

❸ 起锅前再淋上一些米酒即可。

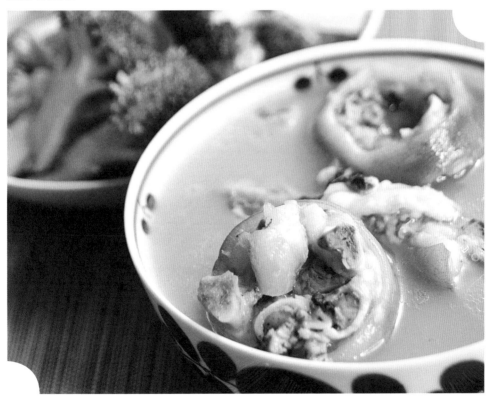

德国猪蹄

(常备菜) 4人份

餐点形式：主餐　　料理准备时间：含腌渍约7天　　使用工具：低温烹调机＋烤箱

营养成分表

热量	碳水化合物	脂肪	蛋白质
1986卡	0克（0）	171克（79%）	102克（21%）

材料

猪蹄600克

盐3大匙

黑胡椒粉1.5大匙

洋葱1个

胡萝卜1根

芹菜1根

大蒜3～5瓣

丁香7～8个

八角3～5个

月桂叶15片

啤酒500毫升

红酒100毫升

做法

① 猪蹄洗干净后擦干，抹上盐、黑胡椒粉，真空腌渍12小时。

② 将腌渍好的猪蹄连同盐、黑胡椒，加入洋葱块、胡萝卜块、芹菜段，拍过的带皮大蒜、丁香、八角、月桂叶，倒入啤酒、红酒，装入真空袋密封，放进冰箱冷藏7天。

③ 整袋食材放入低温烹调机，以65℃烹调36小时。

④ 烤箱预热250℃，烘烤30分钟。

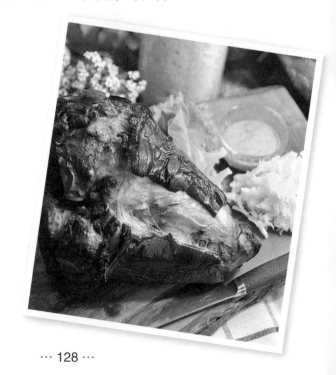

家禽类

家禽类的选择，比较普遍的就是鸡、鸭。鸭的油脂量比鸡高，鸭胸、鸭腿都有丰富的油脂，鸡的油脂含量相对来说较低，建议大家可以选择油脂含量较高的鸡腿来料理。

鸭肉是比较寒凉的食材，富含蛋白质、B族维生素、维生素E，鸭油成分也与牛、猪、羊肉不同，不饱和脂肪酸含量较多。鸭肉的钾含量很高，还含有较多的铁、铜、锌等微量元素。

鸡肉含优质蛋白质，脂肪含量少，但鸡油也是不饱和脂肪酸含量较高的油脂，所以很适合生酮饮食使用。鸡肉中蛋白质的含量较高，氨基酸种类多，而且易消化，很容易被人体吸收，是营养成分很高的食材（表4-3）。

表 4-3　家禽类营养成分及菜谱

	碳水化合物	油脂	蛋白质	菜谱
鸡腿	0克	6.1克	20.4克	泰式椒麻鸡（见P132页） 醉鸡腿佐葱油酱（见P134页） 南姜椰汁鸡腿汤（见P133页）
鸭腿	3.4克	24.5克	14.4克	橄榄油封鸭腿（见P130页）
鸭胸	4.7克	17.2克	16.7克	烟熏鸭胸（见P146页） 鸭胸油醋酱沙拉（见P131页）
其他				白兰地鸡肝慕斯（见P136页）

泰式椒麻鸡

(便当菜) 1人份

餐点形式：主餐　料理准备时间：10分钟　使用工具：低温烹调机碳钢煎炒锅

营养成分表

热量	碳水化合物	脂肪	蛋白质
701卡	2克（1%）	60克（76%）	41克（23%）

材料

去骨鸡腿1只

圆白菜丝30克

酱油1大匙

柠檬汁2大匙

赤藻糖醇2大匙

鱼露2大匙

橄榄油50克

蒜末2大匙

香菜末适量

辣椒末1根

做法

❶鸡腿肉以60℃低温烹调3小时后，取出擦干备用。

❷将酱油、柠檬汁、赤藻糖醇、鱼露、橄榄油、蒜末、香菜末、辣椒末搅拌均匀，即成酱汁。

❸取一平底煎锅，将鸡腿肉表皮煎至金黄色，放到圆白菜丝上，再淋上做法❷的酱汁即成。

醉鸡腿佐葱油酱

便当菜 1人份

餐点形式：主餐　料理准备时间：10分钟　使用工具：低温烹调机

营养成分表

热量	碳水化合物	脂肪	蛋白质
626卡	3克（2%）	51克（72%）	41克（26%）

材料

去骨鸡腿200克
绍兴酒适量
盐适量
黄芪、枸杞适量
葱油酱100克（见P95）

做法

❶鸡腿肉撒上盐，将皮朝下卷起来，用棉绳缠住。

❷将卷好的鸡腿肉放入密封袋真空，放入低温烹调机，68℃烹调90分钟（无真空烹调机则用蒸锅蒸50分钟）。

❸打开真空袋，袋内的鸡腿、鸡汤不取出，再倒入绍兴酒（要腌过鸡腿），加入枸杞、黄芪，放冰箱冷藏3天，取出切片，可搭配葱油酱享用。

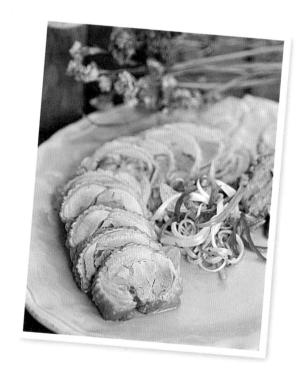

南姜椰汁鸡腿汤

常备菜 2人份

餐点形式：主餐　　料理准备时间：10分钟　　使用工具：铸铁炖锅

营养成分表

热量	碳水化合物	脂肪	蛋白质
1694卡	8克（2%）	140克（76%）	93克（22%）

材料

带骨鸡腿块400克　　　辣椒1~2根

椰子油50克　　　　　赤藻糖醇2大匙

椰奶400克　　　　　鱼露2大匙

南姜片1块　　　　　柠檬汁2大匙

香茅1根　　　　　　水1000毫升

红葱头8个　　　　　柠檬叶3~5片

蘑菇8~10个　　　　香菜适量

做法

❶热锅放入椰子油，把南姜片、香茅、红葱头煸出香气，加入鸡腿块炒到三分熟之后，放入蘑菇翻炒一下，最后将椰奶和水倒入锅中煮沸，转中火将鸡腿肉煮5~8分钟。

❷加入辣椒、赤藻糖醇、鱼露、柠檬汁、柠檬叶炒匀，撒上香菜装饰即可。

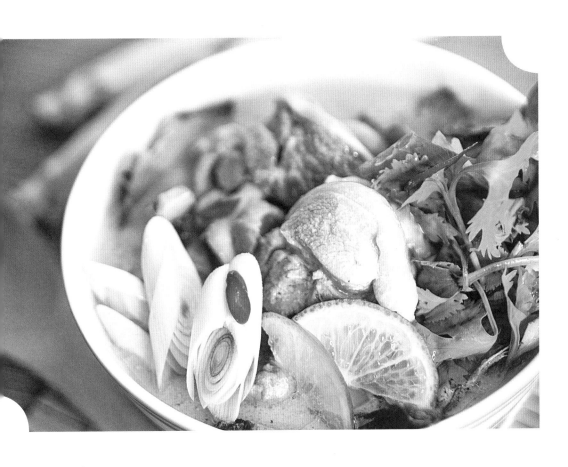

白兰地鸡肝慕斯

常备菜 4人份

餐点形式：点心　料理准备时间：30分钟　使用工具：料理机

营养成分表

热量	碳水化合物	脂肪	蛋白质
1514卡	13克（4%）	130克（76%）	77克（20%）

材料

黄油40克

黄油60克

鸡肝400克

月桂叶粉适量

干邑白兰地100毫升

高汤100毫升

淡奶油50克

赤藻糖醇1大匙

巴萨米克醋适量

盐、黑胡椒粉各适量

做法

1 黄油加入平底深锅里以中火融化，放入鸡肝将两面煎上色。

2 加入月桂叶粉，再以干邑白兰地从锅边炝入，烧3分钟让酒精挥发。

3 加入高汤、赤藻糖醇小火煮20分钟，加入黑胡椒粉、盐、巴萨米克醋调味。

4 用料理机打成细泥，趁热倒入融化的黄油和淡奶油，再用料理机搅打均匀就完成了。

小贴士

(1)鸡肝最好买母鸡油脂丰厚的鸡肝。

(2)做好之后放入密封罐里，想吃的时候挖一些出来，和上松露酱、西班牙红椒粉，当零食或下酒菜都很满足。

(3)若想要像花花老师很浮夸的摆盘，可以用保鲜膜垫底，将鸡肝慕斯放进模具中，最后在上面再盖上保鲜膜，放进冰箱冷藏1~2小时，脱模就可以食用了。

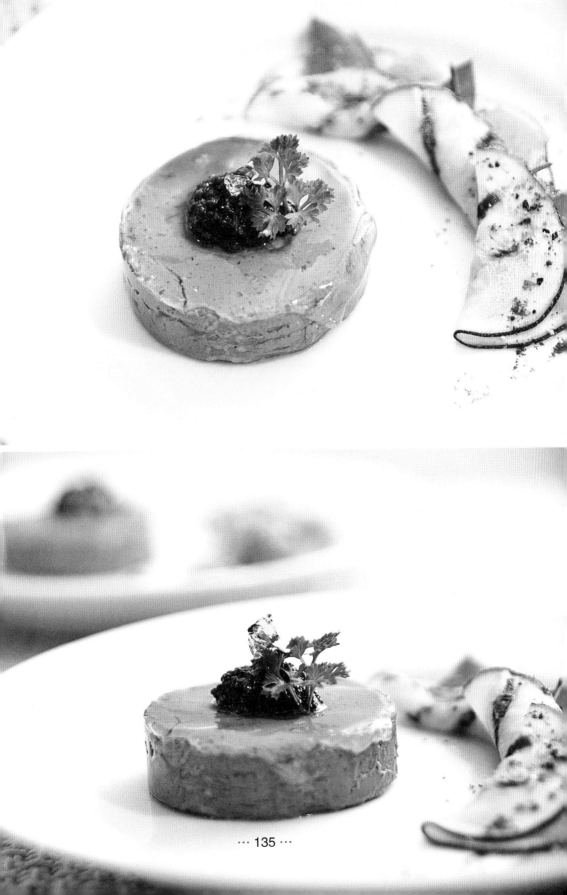

橄榄油封鸭腿

便当菜|常备菜 2人份

餐点形式：主餐　料理准备时间：10分钟　使用工具：低温烹调机＋烤箱

营养成分表

热量	碳水化合物	脂肪	蛋白质
564卡	9克（6%）	49克（75%）	28克（19%）

材料

鸭腿300克

盐6克

香料少许

橄榄油适量

做法

❶鸭腿擦干，将盐、香料和橄榄油均匀抹上，真空封存放置冰箱冷藏24小时。

❷取出擦干后，放入玻璃密封盒，倒入橄榄油直到没过鸭腿后，放入低温烹调机以70℃煮12小时。

❸取出后放凉，直接放入冰箱冷藏，食用前取出，放入烤箱250℃上火烘烤10分钟即可。

烟熏鸭胸

食材 3人份

餐点形式：食材　料理准备时间：15分钟　使用工具：低温烹调机

营养成分表

热量	碳水化合物	脂肪	蛋白质
1362卡	28.2克（8%）	103.2克（64%）	100.2克（28%）

材料

鸭胸600克

盐12克

赤藻糖醇适量

白酒1小匙

烟熏木1小把

做法

❶盐、赤藻糖醇、白酒混合，均匀抹在鸭胸上，稍做按摩，真空封存放置冰箱冷藏24小时。

❷取出后直接放入低温烹调机，以55℃煮8小时，完成后取出擦干。

❸在不锈钢锅底放置锡箔纸，中央放少许烟熏木屑，架上蒸架，将鸭胸放置蒸架上，盖上锅盖，大火蒸5分钟转中火蒸5分钟，关火后再闷5分钟就完成了！

鸭胸油醋酱沙拉

[5分钟快速料理|便当菜] 2人份

餐点形式：主食　料理准备时间：5分钟　使用工具：无

营养成分表

热量	碳水化合物	脂肪	蛋白质
839卡	18克（6%）	100克（82%）	35克（12%）

材料

烟熏鸭胸200克（见P130）

油醋酱50克（见P82）

生菜200克

做法

❶ 鸭胸切片，淋上油醋酱就完成了！

❷ 放上生菜一起享用。

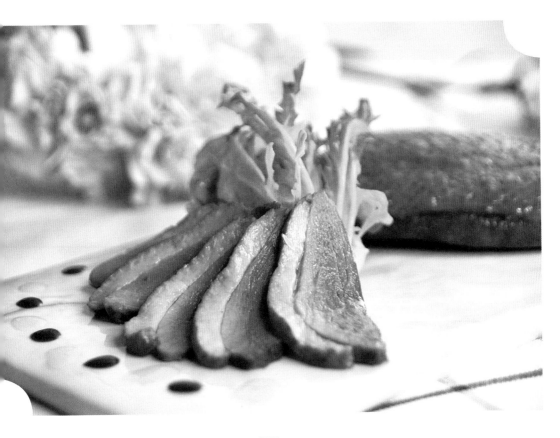

海鲜类

　　大致来说，在生酮饮食料理当中，海鲜类食材的运用是比较受局限的，主要是因为除了某些深海鱼的腹肉外，海鲜类食材通常含油量较少，需要在料理上搭配高油脂的酱料一同食用，才能达成生酮饮食的营养比例。

　　料理海鲜要注意的是，深海鱼类通常富含大量 $\omega-3$ 的油脂，但是 $\omega-3$ 的油脂在70℃以上就会被破坏，因此花花建议大家可以购买生鱼片等级的深海鱼，以生食的方式享用。或是使用低温烹调机低温料理，尽可能保留 $\omega-3$ 完整的营养。

迷迭香盐渍三文鱼佐酸豆

常备菜 2人份

餐点形式：主餐　料理准备时间：10分钟　使用工具：无

营养成分表

热量	碳水化合物	脂肪	蛋白质
847卡	0克（0%）	72克（72%）	62克（28%）

材料

三文鱼300克

盐1.5大匙

赤藻糖醇⅔大匙

橄榄油40克

迷迭香

酸豆1大匙（可省略）

做法

1 找一个干净的平底深盘，将三文鱼用干纸巾擦干，均匀抹上盐、赤藻糖醇及切碎的迷迭香，用保鲜膜包裹起来，放置密封盒中腌渍12～16小时。

2 将盐渍好的三文鱼取出，将表面腌料擦干净，切成薄片后盛盘，撒上切碎的迷迭香、酸豆，最后再多撒一点盐，淋上橄榄油，就可以享用了！

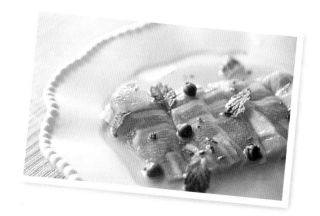

小贴士

剩下的盐和橄榄油千万不要浪费了，用于拌生菜、西蓝花等，淋上一点点巴撒米克醋，就是丰盛的一餐！

三文鱼芦笋

常备菜 1人份

餐点形式：主餐　**料理准备时间**：10分钟　**使用工具**：无

营养成分表

热量	碳水化合物	脂肪	蛋白质
617卡	4克（3%）	51克（71%）	43克（26%）

材料

生食级三文鱼200克

芦笋100克

黄柠檬榨汁半个

黄芥末1小匙

橄榄油30克

盐适量

做法

❶ 芦笋切小方丁，以沸水烫1分钟，捞起放凉。

❷ 三文鱼切小块，和芦笋一起拌匀，加入橄榄油、黄芥末、柠檬汁。

❸ 放冷藏静置5分钟后装盘，撒上盐即可享用，也可以再多淋一些橄榄油！

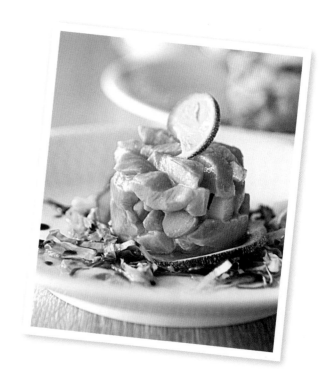

小贴士

(1)三文鱼遇上柠檬汁，会增添三文鱼的口感跟香气。

(2)放冷藏前记得用保鲜膜包好。

(3)花花喜欢搭配西葫芦切片一起享用。

(4)可以多加一些橄榄油在汤汁中，再烫半个西蓝花，蘸着汤汁吃，轻松摄取好油！

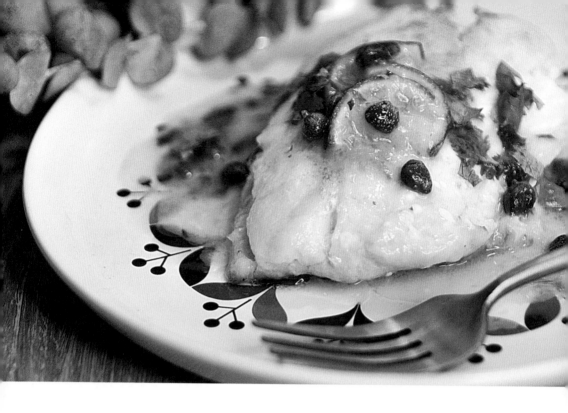

鹦嘴鱼佐西蓝花

[常备菜] 1人份

餐点形式：主餐＋副食　料理准备时间：10分钟

使用工具：低温烹调机＋铸铁平底锅

营养成分表

热量	碳水化合物	脂肪	蛋白质
615卡	5克（3%）	53克（71%）	44克（26%）

材料

鹦嘴鱼200克

胡椒适量

酸豆适量

黄油65克

柠檬汁5毫升

欧芹适量

西蓝花100克

做法

1. 鱼片抹上盐、胡椒后真空密封，以60℃低温烹调1小时，取出备用。

2. 平底铸铁锅中小火加热5分钟，放入黄油融化后加热使它呈现浅褐色，关火加入柠檬汁、切碎的欧芹、酸豆稍作搅拌，即成酱汁，将鱼片裹上酱汁盛盘。

3. 西蓝花烫熟，佐酱汁一起享用。

香煎三文鱼

便当菜 1人份

餐点形式：主餐   料理准备时间：10分钟   使用工具：低温烹调机＋碳钢煎炒锅

营养成分表

热量	碳水化合物	脂肪	蛋白质
622卡	0克（0%）	61克（71%）	46克（29%）

材料

三文鱼200克

盐适量

迷迭香适量

生酮酸奶塔塔酱
75克（见P77）

做法

❶三文鱼擦干，均匀抹上盐、切碎的迷迭香，真空封好，以50℃低温烹调3小时。

❷取出后将两面煎香，可搭配酸奶塔塔酱使用。

蒜油鹦嘴鱼佐奶油蘑菇酱

便当菜 1人份

餐点形式：主餐　料理准备时间：50分钟　使用工具：低温烹调机＋铸铁平底锅

营养成分表

热量	碳水化合物	脂肪	蛋白质
702卡	1克（1%）	53克（78%）	31克（21%）

材料

鹦嘴鱼150克

淡奶油 100克

生酮白酱60克（见P88）

红葱头末3大匙

蒜末1大匙

普罗旺斯香料适量

白兰地50毫升

青葱、红椒粉各适量

黄油50克（分成20克、30克两块）

口蘑8个

做法

❶鹦哥鱼放入真空袋，以60℃低温烹调45分钟。

❷在热好的铸铁平底锅中融化20克黄油，放入鱼片两面煎到金黄色。

❸取一锅融化30克黄油，放入红葱头末、蒜末、普罗旺斯香料和口蘑片炒香，加入白兰地将酒精挥发后，加入淡奶油、生酮白酱调匀。

❹将酱汁倒在盘子里，放入鱼片，撒上青葱、红椒粉即成。

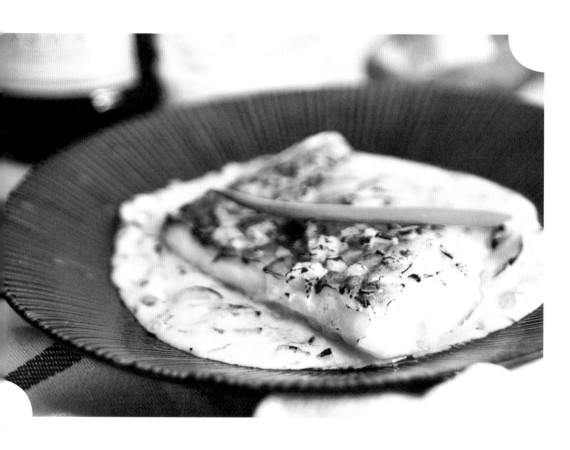

英式炸鱼佐蛋黄酱

便当菜 2人份

餐点形式：主餐　料理准备时间：10分钟　使用工具：低温烹调机

营养成分表

热量	碳水化合物	脂肪	蛋白质
1991卡	20克（4%）	167克（77%）	95克（19%）

材料

海鲈鱼400克

鸡蛋1个

椰子粉30克

油适量

盐适量

黑胡椒适量

基础蛋黄酱200克

（见P83）

做法

❶ 将鱼片放入真空袋里，低温烹调机以60℃烹调45分钟。

❷ 将海鲈鱼切成长条片状。

❸ 鱼片蘸上蛋汁，轻轻裹上椰子粉。

❹ 起锅烧油，油温约190℃，下锅炸鱼片，炸到金黄即可取出撒上盐、黑胡椒，佐蛋黄酱享用。

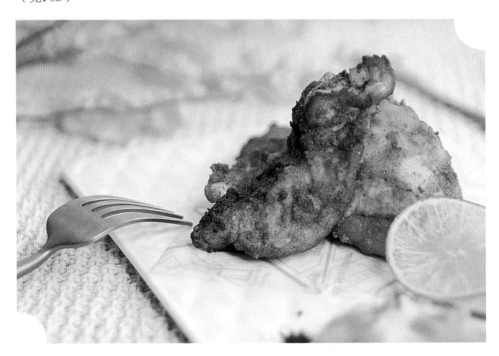

蔬菜类

生酮饮食的营养比例通常只强调脂肪、蛋白质、碳水化合物的比例，因此很多人会误解为生酮饮食是一种大口吃肉的饮食方式，其实不然，生酮饮食后减少了碳水化合物的比重，更应该注意膳食纤维的摄取。根茎类的蔬菜因多含较高分量的碳水化合物，建议尽量不吃；甜度较高的蔬菜（例如：胡萝卜、玉米、洋葱等）也建议少吃。大家可以多食用深绿色的蔬菜，尽可能采购有机蔬菜，然而，不管有机与否，都要注意蔬菜的清洗处理方式，大原则就是——先浸泡、后冲洗、再切小。

大部分的水溶性农药都可以通过浸泡、冲洗将残留的农药分解。先浸泡3分钟让农药分解在水里，再用流动的清水冲洗，最后再切除不要的根茎老叶。

▶**圆白菜类：**先将外层带有较多农药的叶子去除，清水浸泡3分钟，再用清水冲洗，最后去根茎。

▶**一般叶菜：**清水浸泡3分钟，再用清水冲洗，最后将不要的根茎老叶去除。

▶**花菜类：**除了浸泡、清洗，最好在料理前先以沸水余烫，利用高温去除藏在缝隙中的农药。

在保存上，深绿色叶菜买回来后，用喷湿的厨房纸巾包好，再用塑料袋包裹放冰箱保存，并尽可能趁新鲜3天内食用完毕。

叶菜类

一年四季都有不同品种的叶菜类上市，每天都要吃到足够分量的叶菜类！由于农业发达，品种及耕作环境的不断改良，很多蔬菜一年四季都能够产出，但我还是建议尽可能选择当季蔬菜。此外，也建议尽可能少量购买，回家后立刻用报纸包好冷藏，维持蔬菜的新鲜度！

叶菜的料理大概可以分四种方式。

(1)大火快炒：建议通常较细软的青菜，使用猪油以免高温让油变质。

(2)水炒青菜：各式青菜都可以使用这样的方式，先用100～150毫升的水炒蒜末，加入青菜炒熟后再淋上橄榄油调味，可以减少橄榄油变质的风险。

(3)先烫后淋酱：大部分青菜都可以沸水烫熟，选择喜欢的酱料直接淋上就很美味。

(4)先烫后炒：建议梗较粗或是需要焖煮的青菜，先烫过青菜取出备用，冷锅冷油下蒜末炒出蒜香，再将青菜放入翻炒均匀。

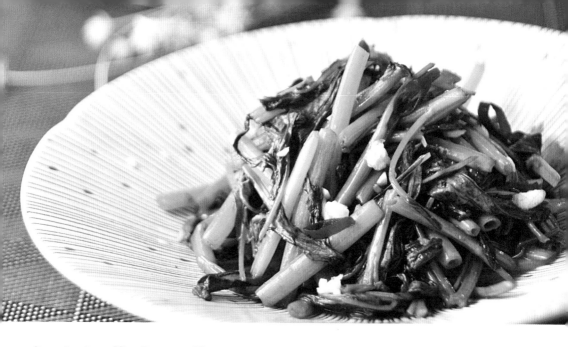

泰式虾酱空心菜

便当菜 1人份

餐点形式：副食　料理准备时间：10分钟　使用工具：碳钢深炒锅

营养成分表

热量	碳水化合物	脂肪	蛋白质
424卡	2克（3%）	36克（82%）	15克（15%）

材料

猪油1大匙

泰式虾酱40克（见P81）

空心菜300克

蒜末4大匙

辣椒末适量

做法

❶ 中火热锅后下猪油、蒜末、虾酱，炒出香气。

❷ 加入切段空心菜梗，翻炒到五分熟。

❸ 加入空心菜叶，淋入20毫升的水，再翻炒一下，最后撒上辣椒末即可。

小贴士

(1)虾酱本身有咸度，所以盐要适量。

(2)空心菜熟得很快，160℃中温就可以。

菠菜金针菇沙拉

5分钟快速料理 1人份

餐点形式：副食　料理准备时间：5分钟　使用工具：碳钢深炒锅

营养成分表

热量	碳水化合物	脂肪	蛋白质
680卡	26克（9%）	105克（86%）	11克（5%）

材料

菠菜300克

盐适量

油醋酱80克（见P82）

金针菇100克

做法

❶ 菠菜洗干净、切段备用。

❷ 锅中加水，水开后将菠菜、金针菇烫熟，撒上盐、淋上油醋酱就完成了。

炒苋菜

5分钟快速料理 1人份

餐点形式：副食　料理准备时间：5分钟　使用工具：碳钢深炒锅

营养成分表

热量	碳水化合物	脂肪	蛋白质
482卡	13克（10%）	47克（84%）	7克（4%）

材料

苋菜300克

蒜末20克

橄榄油50克

盐适量

水150毫升

做法

❶ 碳钢锅加热后加水150毫升，下蒜末煮沸，放入洗好的苋菜段，煮1分钟，翻炒到苋菜变软。

❷ 撒上盐淋上橄榄油拌匀，即可。

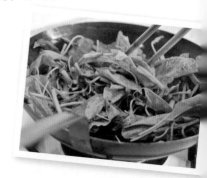

蒜辣豆豉炒蕨菜

(5分钟快速料理) 1人份

餐点形式：副食　料理准备时间：5分钟　使用工具：碳钢深炒锅

˙营养成分表

热量	碳水化合物	脂肪	蛋白质
349卡	30克（76%）	8克（9%）	13克（14%）

材料

蕨菜300克

豆豉1大匙

蒜末1大匙

辣椒末1大匙

猪油30克

做法

❶热锅后加入猪油融化，加入蒜末、豆豉炒香。

❷放入蕨菜拌炒30秒加50毫升热水，拌炒1~2分钟。

❸撒上辣椒拌匀就完成了。

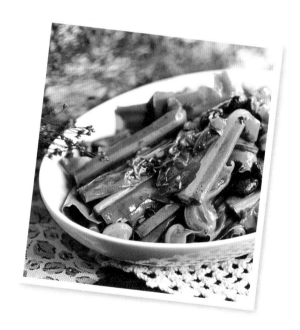

小贴士

蕨菜的碳水化合物中，每4.4克里有3.3克是膳食纤维，不用担心碳水化合物超标。

蒜香芥蓝

5分钟快速料理 1人份

餐点形式：副食　料理准备时间：5分钟　使用工具：碳钢深炒锅

营养成分表

热量	碳水化合物	脂肪	蛋白质
544卡	11克（8%）	54克（89%）	3克（3%）

材料

芥蓝300克

蒜30克

橄榄油60克

盐适量

做法

❶ 锅中烧水，煮沸后将芥蓝烫至八分熟，盛出备用。蒜切碎备用。

❷ 碳钢炒锅加热，放入橄榄油蒜末，炒出蒜香，将芥蓝放入，撒上盐翻炒均匀就完成了。

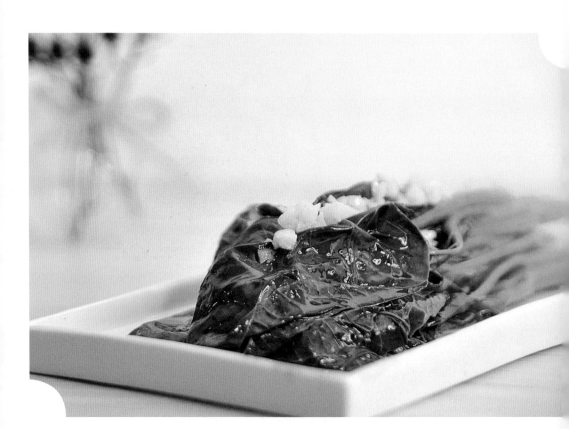

菌菇类

菌菇类食材除了味道鲜美之外，还具有极高的保健功能。自古以来，就有许多将食用菌菇纳为保健药材的记录，如灵芝、香菇、金针菇、茯苓、黑木耳、银耳等，认为多食菌菇类可"益气延年、长生不老"，还记载了多吃菌菇类能补养身体，延缓衰老，增强体力，避免肥胖。

许多食用菌菇都有柔滑黏软的口感，是因为菌菇类中含有特殊的多糖体。菌菇类里的碳水化合物有一部分就是多糖体，多糖体是目前最强的免疫调节食材之一。

购买新鲜菌菇类时要挑选气味清香、菌伞完好、伞柄挺拔、色泽自然的，若是菇体滴水、渗水、看起来湿湿烂烂、变色或闻起来有异味，就代表不够新鲜。

新鲜的菌菇类不建议用水洗；若真的怕脏，可用纸巾将土或脏的地方擦一擦。菇类下水、吸水后，不只容易腐败、变质，烹调时也会不断出水，影响料理的品质和风味（表4-4）。

表4-4　菌菇类营养成分及菜谱

	碳水化合物	膳食纤维	油脂	蛋白质	菜谱
秀珍菇	4.6克	1.3克	0.1克	3.3克	
金针菇	7.2克	2.3克	0.3克	2.6克	酸辣金针菇（见P155）
杏鲍菇	8.3克	3.1克	0.2克	2.7克	香油杏鲍菇（见P154）
草菇	5.9克	2.1克	0.3克	3.8克	
口蘑	3.8克	1.3克	0.2克	3.0克	
香菇	7.6克	3.8克	0.1克	3.0克	
美白菇	4.8克	1.5克	0.3克	2.4克	橄榄油醋渍百菇（见P154）
蟹味菇	5.3克	2.2克	2.9克	0.1克	
舞菇	5.8克	0.3克	1.4克	0.1克	
柳松菇	6.0克	1.5克	3.7克	0.3克	

香油杏鲍菇

5分钟快速料理|素食 1人份

餐点形式：副食　料理准备时间：5分钟　使用工具：碳钢煎炒锅

营养成分表

热量	碳水化合物	脂肪	蛋白质
285卡	8克（11%）	27克（85%）	2克（4%）

材料

香油30克

姜片5~7片

杏鲍菇200克

做法

❶ 碳钢锅加热，放入杏鲍菇翻炒到软化，待汤汁收干后盛出备用。

❷ 放入香油煸香姜片，将炒熟的杏鲍菇放入炒匀即可。

橄榄油醋渍百菇

5分钟快速料理|素食 1人份

餐点形式：副食　料理准备时间：5分钟　使用工具：碳钢煎炒锅

营养成分表

热量	碳水化合物	脂肪	蛋白质
1290卡	10克（3%）	135克（95%）	5克（2%）

材料

美白菇300克

松茸菇300克

胡椒适量

迷迭香适量

月桂叶2片

红酒醋100克

橄榄油300克

做法

❶ 碳钢锅加热，放入茹类翻炒到软化，待汤汁收干，加入迷迭香、胡椒、月桂叶炒匀。

❷ 放入保鲜盒中，倒入橄榄油、红酒醋拌匀。

❸ 密封后放入冰箱冷藏2周，即可食用。

酸辣金针菇

5分钟快速料理 1人份

餐点形式：副食　料理准备时间：5分钟　使用工具：碳钢深炒锅

营养成分表

热量	碳水化合物	脂肪	蛋白质
552卡	9克（7%）	54克（89%）	5克（4%）

材料

金针菇300克

小黄瓜30克

红辣椒3根

蒜末10克

辣豆瓣15克

白酒醋30克

辣橄榄油30克（见P89）

香油30克

赤藻糖醇5克

酱油5克

做法

❶ 小黄瓜切丝，红辣椒去籽切丝。

❷ 锅中烧水，水沸后汆烫金针菇数秒后沥干，用冷水洗净黏液再沥干。

❸ 小黄瓜切丝用盐拌一下，用凉开水洗干净沥干。

❹ 拌匀所有材料即可。

西蓝花

西蓝花被《时代》杂志评为十大健康食物之一，含有胡萝卜素、叶黄素、槲皮素及萝卜硫素等抗氧化物，可加强细胞对抗自由基的能力，因此许多研究认为西蓝花有抗癌的潜能，甚至还能保护心血管并预防黄斑部病变的发生。

选择西蓝花的时候，花色鲜绿、花蕾紧密、花茎扎实、拿起来感觉沉甸甸的、不要有病虫害、上面还有果粉的品质为佳。

西蓝花每100克含4.4克碳水化合物，3.1克膳食纤维，也算是高纤食物，因为西蓝花的抗癌成分是水溶性物质，烹调时建议用蒸煮、水炒的方式，尽可能避免营养成分的流失。

热锅烧油，下西蓝花后，淋上100毫升的水，关火盖上锅盖闷1分钟，西蓝花就熟了，水炒法至少能够尽可能地保留抗癌成分，并且保留更多的B族维生素和维生素C，只要做对方法，吃清淡的同时也能吃进更多营养。

表 4-5　西蓝花营养成分及菜谱

	碳水化合物	油脂	蛋白质	菜谱
西蓝花	4.4克	0克	3.7克	焗烤白酱西蓝花（见P157） 泰式酸辣西蓝花（见P158） 绿咖喱西蓝花（见P159）

焗烤白酱西蓝花

便当菜 1人份

餐点形式：副食　料理准备时间：15分钟　使用工具：铸铁平底锅

营养成分表

热量	碳水化合物	脂肪	蛋白质
2697卡	11克（9%）	37克（70%）	25克（21%）

材料

西蓝花200克

生酮白酱70克（见P88）

莫扎瑞拉奶酪100克

做法

❶ 西蓝花以水炒法炒熟，盛出备用。

❷ 取一个烤碗，放入西蓝花挤上白酱，撒上莫扎瑞拉奶酪。

❸ 烤箱250℃预热，放入做法❷烤到奶酪呈现金黄色就完成了。

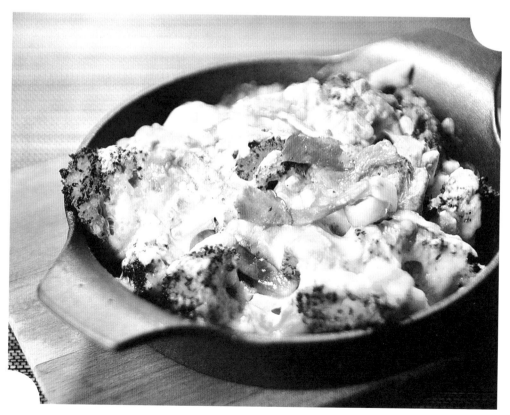

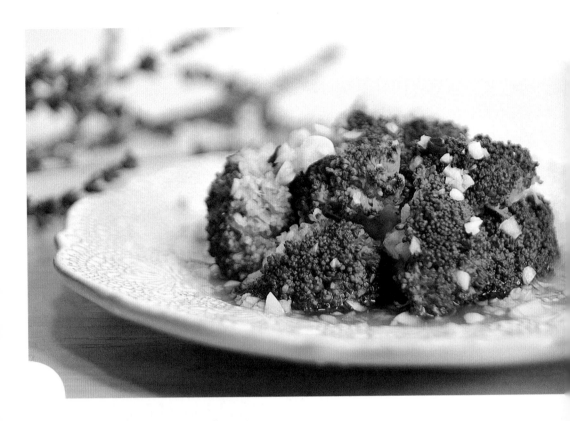

泰式酸辣西蓝花

(5分钟快速料理|便当菜) 1人份

餐点形式： 副食　　**料理准备时间：** 5分钟　　**使用工具：** 碳钢煎炒锅

˙营养成分表

热量	碳水化合物	脂肪	蛋白质
564卡	16克（11%）	45克（71%）	25克（17%）

材料

西蓝花300克

柠檬汁3大匙

鱼露3大匙

蒜末3大匙

赤藻糖醇1大匙

辣椒适量

辣橄榄油适量（见P89）

做法

❶ 西蓝花以水炒法炒熟盛出备用。

❷ 柠檬汁、鱼露、蒜末、赤藻糖醇搅拌均匀，倒入西蓝花，最后撒上辣椒、淋上辣橄榄油即可。

绿咖喱西蓝花

便当菜 1人份

餐点形式：副食　料理准备时间：10分钟　使用工具：碳钢煎炒锅

营养成分表

热量	碳水化合物	脂肪	蛋白质
789卡	15克（8%）	75克（85%）	13克（7%）

材料
西蓝花300克

绿咖喱酱30克（见P91）

椰浆200克

椰子油30克

赤藻糖醇1小匙

做法
❶西蓝花以水炒法炒熟备用。

❷碳钢锅加热，放入椰子油融化，加入绿咖喱酱炒出香气，倒入椰浆，煮到酱汁稍微变稠，加入赤藻糖醇。

❸将西蓝花放入锅中翻炒均匀即可。

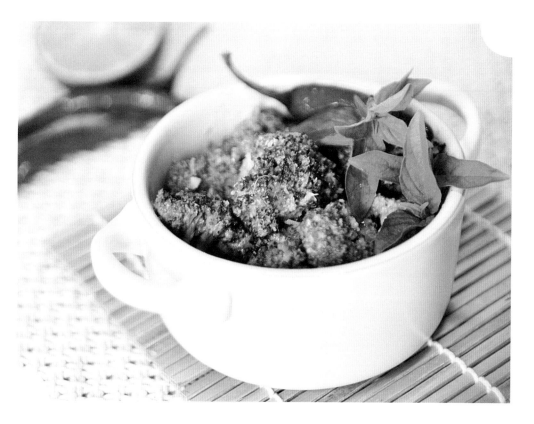

瓜类

大多瓜类都含有较高的碳水化合物，因此建议大家尽可能食用几种碳水化合物较低的瓜类，例如西葫芦、冬瓜、小黄瓜、苦瓜，尤其是苦瓜，苦瓜含有高膳食纤维，很适合生酮饮食的朋友食用（表4-6）。

表 4-6　瓜类营养成分及菜谱

	碳水化合物	膳食纤维	油脂	蛋白质	菜谱
西葫芦	1.8克	0.9克	0克	2.2克	青酱西葫芦面（见161） 焗烤红酱培根西葫芦（见162） 西葫芦蘑菇烘蛋（见164）
小黄瓜	2.4克	1.3克	0克	0.9克	
苦瓜	4.2克	3.2克	0克	3.8克	

青酱西葫芦面

便当菜 1人份

餐点形式：副食　料理准备时间：10分钟　使用工具：碳钢深炒锅

营养成分表

热量	碳水化合物	脂肪	蛋白质
285卡	8克（6%）	57克（86%）	12克（8%）

材料

西葫芦300克

青酱50克（见P87）

橄榄油30克

帕玛森奶酪10克

做法

❶西葫芦切成片状，放入水中烫至八分熟，盛出备用。

❷碳钢锅加热，放入橄榄油、青酱翻炒均匀，将西葫芦放入搅拌均匀就完成了。

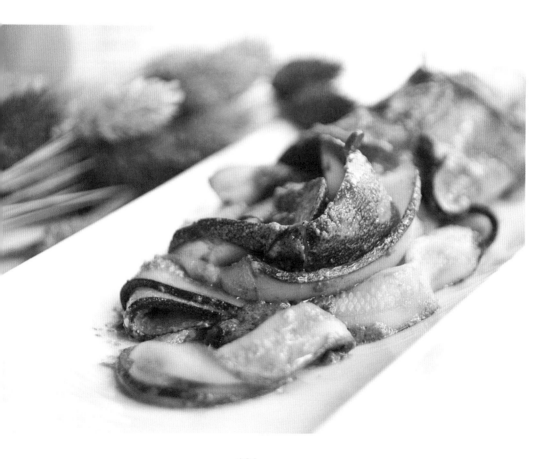

西葫芦蘑菇烘蛋

便当菜 1人份

餐点形式：主餐＋副食　料理准备时间：35分钟　使用工具：铸铁平底锅＋烤箱

营养成分表

热量	碳水化合物	脂肪	蛋白质
824卡	7克（4%）	75克（82%）	28克（14%）

材料

西葫芦1根

蘑菇100克

鸡蛋3个

红黄彩椒丁少许

盐1小匙

胡椒适量

黄油70克（切成30克、40克）

做法

❶ 烤箱180℃度热。

❷ 西葫芦切1.5厘米厚片后再切成4块；蘑菇用厨房纸巾擦干净对半切开；鸡蛋打散后加入盐、胡椒。

❸ 中小火加热铸铁锅5分钟，加入30克黄油融化后，放入蘑菇翻炒，炒到汤汁收干。

❹ 加入西葫芦、红黄彩椒丁翻炒1分钟，盛出备用。

❺ 在锅中加入40克黄油融化后，将蛋液、炒好的蔬菜倒在铸铁锅中。

❻ 连锅放入烤箱烘烤25分钟。

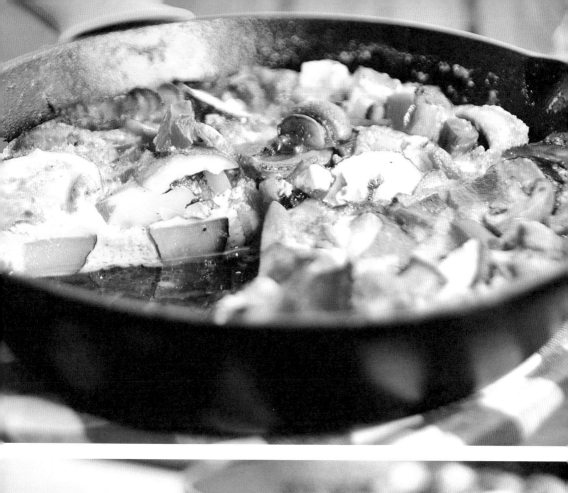

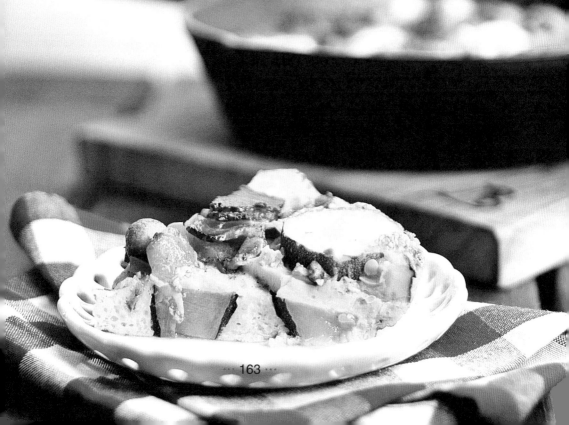

焗烤红酱培根西葫芦

便当菜 1人份

餐点形式：主餐＋副食　　料理准备时间：30分钟　　使用工具：铸铁平底锅

营养成分表

热量	碳水化合物	脂肪	蛋白质
373卡	4克（5%）	32克（79%）	14克（16%）

材料

西葫芦1根

培根25克

盐适量

莫扎瑞拉奶酪25克

胡椒粉适量

橄榄油20克

西红柿丁2大匙

做法

1 烤箱预热220℃。

2 西葫芦对半切开取出中间的籽和瓤，取一半切成丁状，培根切丁。

3 将培根丁、西红柿丁、西葫芦丁、少许盐搅拌均匀。

4 将做法3的材料放入另一半西葫芦里，整个移到铸铁平底锅中，放入烤箱烤20分钟。

5 取出后撒上奶酪，再入烤箱烘烤5分钟，取出后撒上胡椒粉、淋上橄榄油即可。

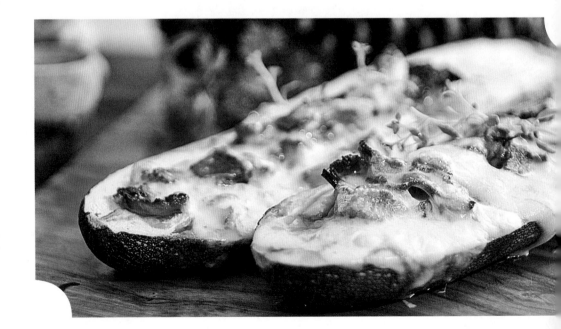

坚果类

坚果是很棒的补油生酮小零食，建议大家可以购买生豆回来，真空分装冷藏，需要时简单烘烤一下就能享用（表4-7）。

表 4-7 坚果类营养成分及烘烤方式

	碳水化合物	油脂	蛋白质	烘烤方式
胡桃	14.2克	71.4克	10克	100℃20分钟
夏威夷果	10.7克	82.1克	7.1克	100℃30分钟
核桃	11.2克	67.9克	15.4克	100℃30分钟
奇亚籽	44克	31克	16克	不用烘烤，膳食纤维38克

烤胡桃、夏威夷果、核桃 素食

通常，我会在做饭时顺便将一小把坚果放在烤箱里，100℃烘烤20～30分钟。等做完饭就可以取出放一旁，作为餐后小零食，一方面可以控制自己不要过量食用，另一方面可以每天吃到新鲜烘烤的酥脆坚果。

奇亚籽饮 素食

先将奇亚籽泡开，无论是加在咖啡、抹茶、绿茶里，都能增加滑顺口感，同时补充膳食纤维以及ω-3，是不可或缺的生酮好朋友。

饮品

优质含油饮品

大部分开始生酮饮食的朋友都会误会一定要喝防弹咖啡，其实只要是优质的油品加上无糖咖啡、茶饮，经过奶泡机搅打乳化，或是添加无糖可可粉，都是补充好油的方式。除此之外，也可以将奇亚籽泡开后加上各式无糖饮品，同样也是随身补充营养的好选择。

老虎坚果奶咖啡

素食 1杯

材料

老虎坚果油35毫升

美式咖啡300毫升

做法

将老虎坚果油加入美式咖啡，用搅拌器搅打至乳化即可。

椰香咖啡

素食 1杯

材料

椰奶150毫升

美式咖啡300毫升

做法

❶ 将加热微温的椰奶加入美式咖啡中搅拌均匀即可。

❷ 若把咖啡换成抹茶，就是"椰奶抹茶"了。

金沙榛果可可

素食 1杯

材料

可可粉20克

榛果油30毫升

热水300毫升

做法

❶ 先将热水加可可粉，以搅拌器搅打均匀。

❷ 加入榛果油，一起搅打至乳化就完成了。

抹茶奇亚籽

素食 1杯

材料

奇亚籽5克

抹茶粉1小匙

热水80毫升

冷水200毫升

做法

❶ 抹茶粉和奇亚籽用热水冲开，浸泡备用。

❷ 加入冷水，再将做法❶中的液体倒入搅拌均匀。

康宝蓝

3杯

材料

浓缩咖啡300毫升
淡奶油120毫升

做法

❶ 浓缩咖啡加入杯中。

❷ 淡奶油放入冰箱冷冻10分钟，取出。用电动打蛋器打到拉起尖端不会掉落，放入挤花袋中。

❸ 将淡奶油从杯缘往中心挤，挤满一圈就大功告成了。

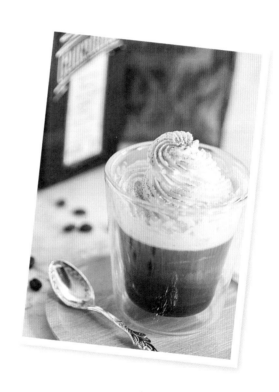

可可康宝蓝

1杯

材料

法芙娜可可粉10克

热水120毫升

淡奶油120毫升

淡奶油120毫升（打
发用，可以挤3杯）

赤藻糖醇1小匙

坚果粉适量

肉桂粉适量

做法

❶ 淡奶油放入冰箱冷冻十分钟，取出用电动打蛋器搅
打至拉起有尖角。

❷ 锅中加入可可粉、牛奶、热水，搅拌均匀。

❸ 再加入淡奶油、赤藻糖醇，中火加热，一边加热一
边用奶泡机搅打，直到锅缘冒出小泡泡，关火继续
搅打至上面有一层细细的奶泡。

❹ 将打发的淡奶油挤在可可上面，撒上坚果粉、肉桂
粉就完成了！

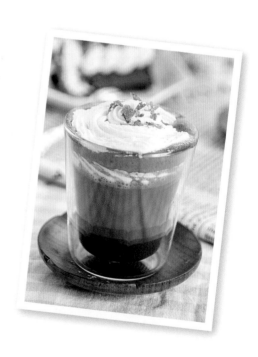

蔬菜坚果饮

有些人的肠胃系统弱，喝汤会有胀气的表现。所以请大家注意要小口小口喝，留在口里稍作咀嚼，让汤跟唾液充分混合，再慢慢吞咽，除了可以避免胀气，还可以让味蕾品尝到汤更丰富的滋味。

适合做饮品的食材（表4-8）

▶**蔬菜**：红薯叶、空心菜、韭菜、川七、芹菜、茼蒿、菠菜、西蓝花、芹菜、西红柿等。

▶**水果**：牛油果、蓝莓、草莓、柠檬等。

▶**芽菜**：西蓝花芽、紫甘蓝芽、荞麦芽、苜蓿芽、豌豆芽等（关于苜蓿芽，依过往的研究，多是提到苜蓿芽会造成红斑性狼疮的发作或恶化，目前尚未有大规模的人体试验证实苜蓿芽与红斑性狼疮的直接关联性，因此建议苜蓿芽的每日摄取量不要超过2杯，其他芽菜就没有限制。事实上，长期大量吃任何一种食物都可能有负面效应，所以饮食最重要的原则就是均衡多样化）。

▶**坚果粉**：椰子粉、印加果粉、洋车前子壳粉、奇亚籽、亚麻仁粉等。

▶**其他**：酸奶、淡奶油、椰奶等。

表 4-8　芽菜营养成分

芽菜	碳水化合物	膳食纤维	油脂	蛋白质
西蓝花芽	3.6	3.2	0.6	2.4
紫甘蓝芽	6.6	2.9	0.7	0.2
荞麦芽	3.4	2.1	0.2	1.9
苜蓿芽	2.5	1.8	0.2	3.2
豌豆芽	2.5	2.5	0.3	4.8

西蓝花牛油果椰奶

素食 1杯　　功效：增加优油

材料

西蓝花芽75克

椰奶200克

牛油果75克

亚麻仁粉10克

柠檬洋车前子

素食 1杯　　功效：增加肠胃蠕动

材料

荞麦芽75克

柠檬10克

洋车前子粉5克

芹菜75克

椰奶酸奶50克（见P174）

水200克

草莓柠檬奇亚籽

素食 1杯　　功效：美白

材料

苜蓿芽50克

柠檬35克

草莓10克

奇亚籽5克（泡开，最后再加入）

瓜类西蓝花柠檬

素食 1杯　　功效：清热去火

材料

西蓝花芽75克

小黄瓜30克

椰奶200克

苦瓜30克

柠檬20克

椰子粉5克

自制生酮乳制品

乳制品大部分都含有较高的蛋白质以及乳糖，基本上不建议无限制地食用，加工品都会含有添加剂，因此还是建议大家自己动手做。

专家重点提醒

张诚徽医学顾问 为什么不吃乳制品，却可以吃淡奶油？

牛奶中含有许多种容易引起过敏的蛋白质，其中以酪蛋白（casein）、α-乳蛋白（alpha-lactalbumin）及β-乳球蛋白抗体（beta-lactoglobulin）为主要的过敏原。酪蛋白是一种热稳定过敏原。

酪蛋白是一种大分子蛋白质，必须经过人体酵母水解后，才能将其大分子分解为细小分子（氨基酸），如果酶分泌不足或是无法进行正常的分解时，这些未分解完成的蛋白质分子就会渗入肠道内毛细血管，刺激免疫系统产生抗体，蛋白质与抗体结合成的免疫复合体，就会随着血液流到身体各器官，可能在身体任何部位"驻扎"，长久下来，便形成类似慢性发炎的情况，影响身体的健康。它所造成的病症可能是腹痛、荨麻疹、气喘、肿胀、湿疹、嘴唇或口腔发痒、喉咙发痒或紧紧的、呼吸困难、血压降低等。

对过敏的人来说，最安全的乳制品是淡奶油，因为里面几乎没有酪蛋白。

自制乳制品

椰奶酸奶

素食 4人份

材料

椰奶800克

酸奶菌粉1包

做法

① 取一个1000毫升消毒过的玻璃罐，倒入椰奶及酸奶菌粉摇均匀。

② 放置在家中温暖处16～24小时，待呈现类似布丁凝固的状态就完成，放冰箱冷藏后即可。

优油蓝莓椰奶酸奶杯

素食 1人份

材料

椰奶酸奶150毫升

蓝莓6~7个

橄榄油30毫升

做法

① 将椰奶酸奶倒入杯中。

② 放上蓝莓，淋上橄榄油即可。

自制希腊酸奶

素食 1人份

材料

椰奶酸奶200克

咖啡滤纸、滤杯

做法

将椰奶酸奶倒入咖啡滤纸内，等待约1小时，滤出乳清后就完成了！

自制酸奶油

素食 2人份

材料

椰奶酸奶50克

淡奶油200克

做法

① 椰奶酸奶与淡奶油搅拌均匀。

② 放置在家中温暖处16～24小时，待呈现类似布丁凝固的状态就完成，放冰箱冷藏后即可。

奶酪料理

西红柿奶酪青酱沙拉

5分钟快速料理 1人份

餐点形式：副食　料理准备时间：5分钟　使用工具：无

营养成分表

热量	碳水化合物	脂肪	蛋白质
431卡	6克（5%）	39克（81%）	16克（14%）

材料

西红柿100克

奶酪片适量

青酱30克（见P87）

做法

❶ 西红柿、奶酪切成数量一样的薄片。

❷ 层叠摆放在盘子上，淋上青酱就完成了。

高达奶酪片芝麻叶卷

5分钟快速料理 1人份

餐点形式：副食　料理准备时间：5分钟　使用工具：无

营养成分表

热量	碳水化合物	脂肪	蛋白质
578卡	5克（3%）	67克（83%）	25克（14%）

材料

高达奶酪片1包

芝麻叶100克

油醋酱30克（见P82）

做法

用高达奶酪将芝麻叶卷起，蘸油醋酱食用。

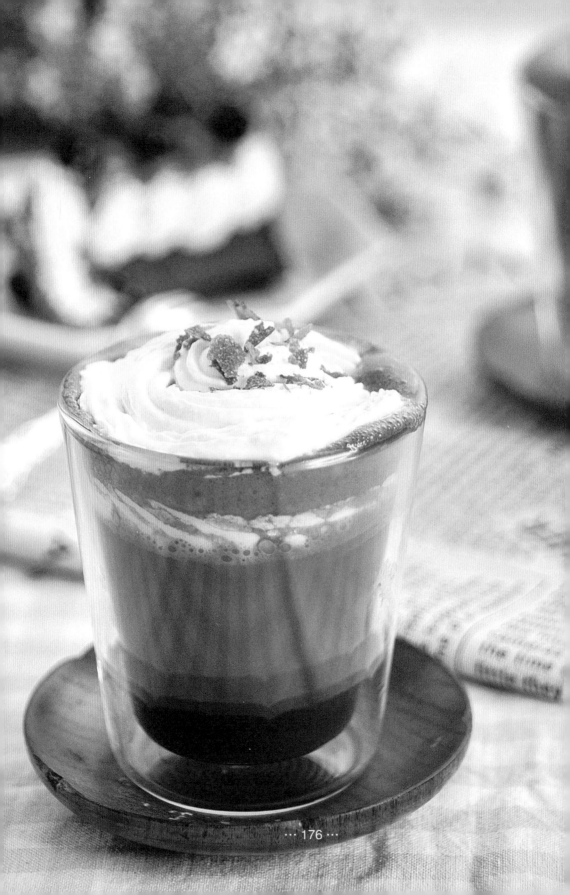

第五章

生酮甜品

生酮甜点必备食材、器具

对于初次接触烘焙的朋友来说，生酮甜点的确是有一些难度的，因此我建议生酮的朋友们可以从比较初阶的"舒芙蕾松饼""玛德琳""卡仕达慕斯"开始入手，再来尝试"戚风蛋糕""杯子磅蛋糕"，待稍有经验再来挑战"柠檬塔""巧克力塔"！表5-1和表5-2介绍了制作生酮甜点的基本器具和食材。

表5-1　基本器具

电动打蛋器	均质机	数字型电子秤	料理钢盆（最好备上两个）
橡皮刮刀	戚风蛋糕模具	玛德琳蛋糕模	慕斯模具
塔圈	蛋糕用纸杯	挤花袋	花嘴
擀面棍	烤箱	铜锅	

表5-2　生酮甜点必备材料

罗汉果糖（或赤藻糖醇）	烘焙用杏仁粉	100%纯可可粉（花花习惯用法芙娜）	100%可可膏（花花习惯用法芙娜）
无铝泡打粉	淡奶油	无盐黄油	

由于甜点的制作分量、操作流程都需要谨慎、精准、不容出错，有时"失之毫厘，差之千里"，辛苦半天却失败了，会很沮丧的！因此，建议大家要非常详细地阅读两次食谱，备齐所有器具跟材料再开始操作，以免手忙脚乱。

生酮的甜蜜滋味

　　花花还是建议大家，生酮初期的三个月尽可能不要吃甜食，以戒断糖瘾！张诚徽医学顾问也提到，摄取糖会导致胰岛素浓度升高，阻碍脂肪的分解，而代糖虽然在化学上不会影响胰岛素，但实验证明代糖仍会增加其他食物对胰岛素的刺激程度，依旧会影响脂肪的分解。待过了最初的三个月，若偶尔遇到生日或真的难以忍耐的时候，就可以参考花花为大家所设计的符合高脂肪、低碳水化合物的几道甜点，尽可能在享受的同时多补充好油！

　　最后还是提醒大家，虽然花花设计的这几款甜点碳水化合物都不高，但享用时还是要注意自己一天允许摄入的碳水化合物的量，例如：舒芙蕾虽然一份只有8克的碳水化合物，但如果一天吃10份就有80克的碳水化合物，依然会超标，建议大家当作解馋，浅尝辄止就好。

柠檬玛德琳

入门级 12个

餐点形式：甜点　料理准备时间：60分钟

使用工具：钢盆、橡皮刮刀、玛德琳模

营养成分表

热量	碳水化合物	脂肪	蛋白质
1570卡	23克（6%）	152克（85%）	36克（9%）

材料

黄油110克

杏仁粉100克

赤藻糖醇55克

泡打粉3克

柠檬皮屑5克

鸡蛋110克

做法

❶ 烤箱预热上火180℃、下火210℃。

❷ 黄油融化备用。

❸ 将鸡蛋打散，加入融化的黄油打匀。

❹ 柠檬皮屑、赤藻糖醇、泡打粉、杏仁粉混合均匀，倒入黄油蛋液里搅拌均匀。

❺ 挤进玛德琳的模具内（大约九五分满），烘烤约15分钟。

❻ 取出放凉就完成了。

小贴士

(1)由于杏仁粉没有筋性，所以成品不会有可爱的"肚子"。

(2)我很不爱吃甜食，因此糖量（赤藻糖醇）很低，嗜甜者可以增加糖量。

(3)喜欢可可粉香气的，可以放凉后撒上可可粉。

(4)这类黄油量超高的点心保质期时间长，放10天也没问题，隔天吃味道更佳！

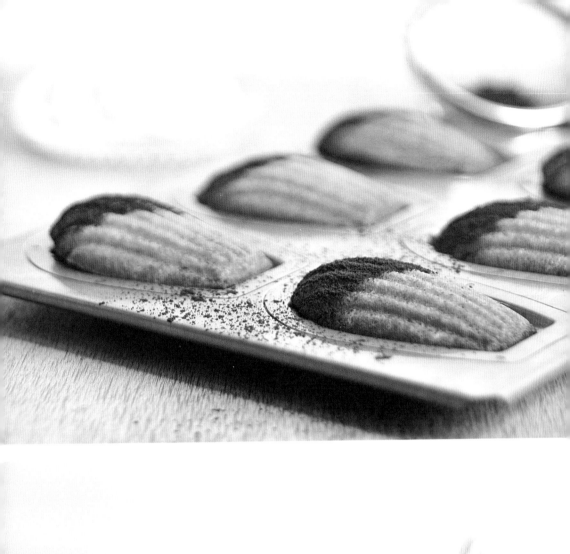

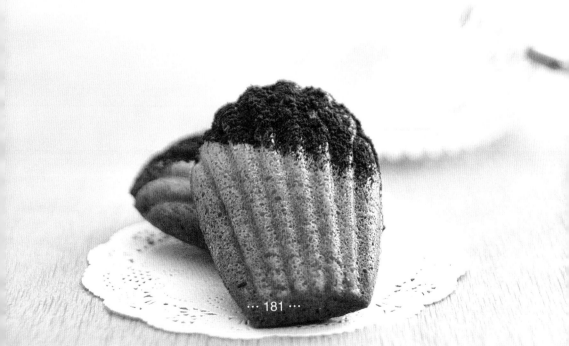

覆盆子卡士达慕斯

(入门级) 8个

餐点形式：甜点　料理准备时间：含冷藏3小时
使用工具：钢盆、橡皮刮刀、慕斯圈

单个的营养成分表

热量	碳水化合物	脂肪	蛋白质
1081卡	20克（8%）	103克（83%）	3克（9%）

材料

覆盆子100克

淡奶油250毫升

香草荚1根

蛋黄3个

赤藻糖醇40克

吉利丁片3片

做法

❶吉利丁用冰块水泡软，覆盆子打成糊状备用。

❷淡奶油、香草荚煮滚备用。

❸蛋黄加赤藻糖醇打匀，将做法❷的淡奶油香草酱慢慢地分次倒入蛋黄内拌均匀。

❹将材料继续加热到75℃，放入吉利丁片融化均匀（要用刮刀不断搅拌，避免锅底烧焦），卡士达慕斯做好了。

❺取出适量的卡士达慕斯加入覆盆子糊中拌匀。

❻杯中倒入剩下的卡士达慕斯，放冰箱冷藏20分钟。

❼取出后再倒入覆盆子卡士达糊，再放冰箱冷藏2小时，就可以享用了。

小贴士

(1)这个配方我做成8个小慕斯，一天吃一个，热量才不会爆表！

(2)倒入热淡奶油的时候速度要慢，否则就成了一锅蛋花汤。

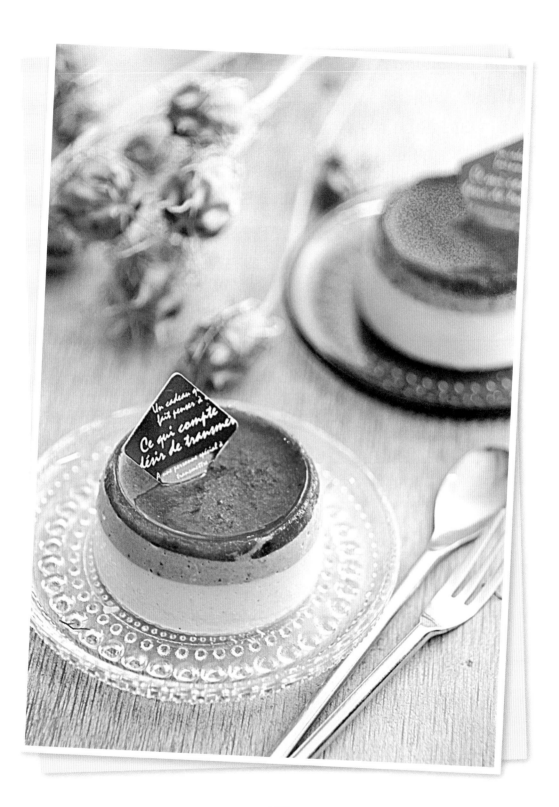

舒芙蕾松饼

入门级 1人份

餐点形式：甜点　料理准备时间：1小时　使用工具：手持搅拌机、钢盆、不粘锅、锅铲

营养成分表

热量	碳水化合物	脂肪	蛋白质
219卡	5克（9%）	18克（75%）	8克（16%）

材料

蛋白35克

杏仁粉20克

淡奶油25克

赤藻糖醇8克

油少许

装饰材料

打发淡奶油

草莓

蓝莓

巧克力

做法

❶ 将蛋白打发到白色粗泡状，加入赤藻糖醇，高速打到硬性发泡（即反转不会掉下来的程度）。

❷ 杏仁粉、淡奶油拌匀。

❸ 将杏仁奶油糊倒进蛋白里，轻轻搅拌均匀，这个步骤要小心，太粗鲁的话蛋白会消泡，那就没法让松饼像云朵蓬松一般了！

❹ 不粘锅加热滴上少许油后再用纸巾擦均匀，将面糊分三次倒进锅中，尽可能轻一点，别让面糊消泡！

❺ 滴上5毫升的水在锅边没有面糊的地方，盖上锅盖小火煎3分钟，时间到了翻面再盖锅盖煎2分钟。

❻ 快速盛盘后，挤上打发的淡奶油，撒上草莓、蓝莓，还可以淋上溶化的巧克力，就可以享用了！

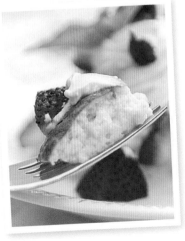

法式奶油霜

进阶级 6个

材料

黄油225克

可可粉12克

蛋白霜

蛋白40克

赤藻糖醇60克

水20克

做法

❶ 黄油室温放软。

❷ 蛋白先打到三分发，同时将赤藻糖醇和水一起加热到118℃。

❸ 将糖浆倒入蛋白中，打发到热度消失就完成了蛋白霜！

❹ 将打发好的蛋白霜、可可粉和黄油一起搅打至顺滑。

小贴士

(1)意蛋白霜在小分量的时候非常不容易控制，所以无烘焙经验者可能要反复尝试。

(2)夏天温度太高，挤花时速度要快，否则奶油会快速融化，甚至油水分离不成形。

(3)这个配方可以挤6个蛋糕，剩下来的可以直接放进冰箱冷藏，类似冰激凌的口感，十分美味。

(4)奶油霜的主要成分就是黄油，所以黄油品质越好，做出来的越好吃。

戚风蛋糕

进阶级 14厘米戚风模型1个

餐点形式：甜点　料理准备时间：60分钟

使用工具：电动打蛋器、钢盆、橡皮刮刀、烤箱、戚风蛋糕模、料理机

单个的营养成分表

热量	碳水化合物	脂肪	蛋白质
1025卡	15克（6%）	93克（81%）	34克（13%）

材料

蛋白3个

蛋黄3个

赤藻糖醇23克

橄榄油35毫升

淡奶油40克

杏仁粉60克

装饰

打发淡奶油

草莓

蓝莓

融化纯巧克力适量

做法

❶ 烤箱预热190℃。

❷ 杏仁粉用料理机打细。

❸ 蛋黄用电动打蛋器打发到呈现淡黄色，加入橄榄油高速打到颜色更淡，呈现浓稠状，加入淡奶油低速打匀。

❹ 将杏仁粉加入蛋黄糊内，搅拌均匀无颗粒。

❺ 以中速打发蛋白1分钟，放入赤藻糖醇打发（倒过来不会掉下来）。

❻ 将蛋白分三次放入蛋黄糊中，用刮刀轻轻地搅拌，尽可能不破坏气泡！

❼ 将粉糊放入烤模中，轻敲烤模，放入烤箱中烤28～30分钟。

❽ 出炉后立刻倒置放凉，放到全凉之后才脱模。

❾ 切片后挤上打发的淡奶油，以巧克力、草莓、蓝莓装饰就大功告成了！

巧克力榛果杯子磅蛋糕

进阶级 直径5厘米杯子蛋糕3个

餐点形式：甜点　料理准备时间：2.5小时

使用工具：钢盆、橡皮刮刀、电动打蛋器、蛋糕纸杯、挤花袋、花嘴

单个的营养成分表

热量	碳水化合物	脂肪	蛋白质
2816卡	28克（6%）	288克（91%）	35克（5%）

材料

黄油70克

赤藻糖醇35克

鸡蛋60克

杏仁粉76克

可可粉10克

无铝泡打粉1.5克

做法

❶ 黄油打成羽毛状（拉起来边边呈现细细尖角柔软的样子），加入赤藻糖醇打发。

❷ 鸡蛋分3次加入做法❶中打发均匀。

❸ 倒入杏仁粉、可可粉、泡打粉，用刮刀切拌的方式搅拌均匀。

❹ 放入挤花袋内，挤进杯子里，大约六分满。

❺ 放入烤箱180℃烘烤25分。

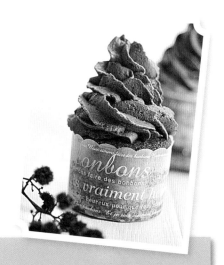

小贴士

磅蛋糕建议放置隔天享用，黄油和杏仁粉的味道相互融合会更好吃。

柠檬塔

(高阶级) 10个5.5厘米无底塔圈分量

餐点形式：甜点　料理准备时间：3小时　使用工具：均质机、擀面棍、塔圈、挤花袋、花嘴、橡皮刮刀、电动打蛋器、钢盆

单个的营养成分表

热量（每个）	碳水化合物	脂肪	蛋白质
453卡	4克（4%）	47克（91%）	6克（5%）

塔皮材料

黄油50克

赤藻糖醇5克

全蛋液30克

杏仁粉160克

柠檬奶馅材料

鸡蛋120克

柠檬汁60克

柠檬皮屑20克

赤藻糖醇80克

黄油160克

吉利丁片1片

塔皮做法

❶黄油、赤藻糖醇、全蛋液混合后，用电动打蛋器打到全部融合呈现羽毛状（拉起来边边呈现细细尖角柔软的样子）；加入杏仁粉搅拌均匀。

❷将杏仁面团放在烘焙纸上，再用另一张烘焙纸盖上，用擀面棍擀至约2毫米厚，放冰箱冷冻1小时。

❸取出后以塔圈盖出塔底圆形，移至放有烘焙烤布的烤盘上，再切出1厘米宽的长条状围塔皮的边，稍微整理让底部与边粘合。

❹底部戳上数十个洞透气，让烘烤时不会突起，放入200℃预热的烤箱中。

❺200度烘烤8分钟时，将鼓起的塔底压平，再烤8分钟后，取出放凉备用。

柠檬奶馅做法

❶吉利丁片放入冰水中泡软。

❷将柠檬汁、鸡蛋、柠檬皮屑、赤藻糖醇放入锅中，先以电动打蛋器打匀。

③放在锅中，中火加热到82℃，边加热边用橡皮刮刀搅拌，避免粘锅烧焦。

④放入吉利丁片搅拌融化均匀，放凉至28℃。

⑤将黄油切成小丁，放入已降温的奶糊内，用均质机打至有亮度。

⑥选用圆形8毫米挤花嘴，将做好的柠檬奶馅放进挤花袋中备用。

组合方式

①将柠檬奶馅挤入塔皮内，以刮刀刮平，放冰箱冷藏5分钟。

②再次取出从中间开始挤小泡泡，中间1个外圈6个。

③撒上适量柠檬皮屑装饰，放入冰箱隔日取出，让柠檬奶馅充分融合后风味更佳！

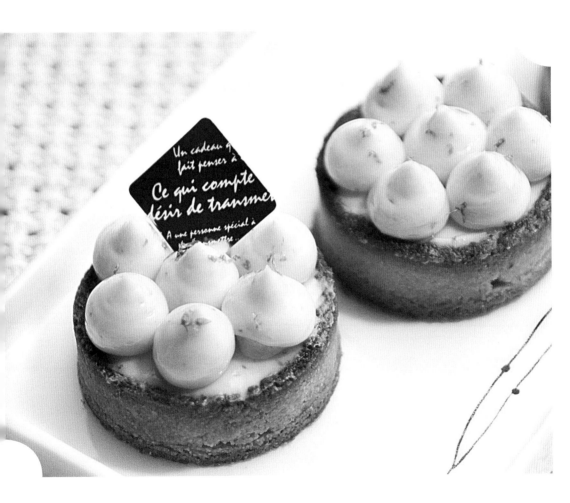

香草伏特加玫瑰生巧克力塔

(高阶级)5个5.5厘米无底塔圈的量

餐点形式：甜点　料理准备时间：3小时

使用工具：铜锅、橡皮刮刀、擀面棍、烤箱、塔圈、挤花袋、花嘴

*营养成分表

热量	碳水化合物	脂肪	蛋白质
359卡	6克（7%）	34克（85%）	7克（8%）

材料

淡奶油50克

香草伏特加8克

黄油12克

纯巧克力砖50克

赤藻糖醇8克

塔皮材料

黄油25克

赤藻糖醇3克

全蛋液15克

杏仁粉80克

做法

❶巧克力、黄油放置常温。

❷将巧克力放在小铜锅内，下面垫一块浸湿热水的抹布保温，淡奶油放进微波炉中加热到沸腾（约25秒），将沸腾的淡奶油倒入铜锅中，顺时针轻轻搅拌至顺滑。

❸倒入香草伏特加搅拌均匀。

❹加入溶化的赤藻糖醇搅拌均匀，加入黄油搅拌至溶化。

❺塔皮做法同柠檬塔塔皮。

❻将生巧克力奶油馅倒入塔皮内即可。

小贴士

(1)巧克力一定要用铜锅保温，下面垫浸湿热水的布，但温度不能过高。

(2)每一个步骤都要轻，不要将气泡混进巧克力中。

(3)怕麻烦的话，不用挤花，"酮"学可以将巧克力直接倒入铺有保鲜膜的方浅盘中，放置冰箱变硬后切块，一次吃一小块，超级满足又可以补油！

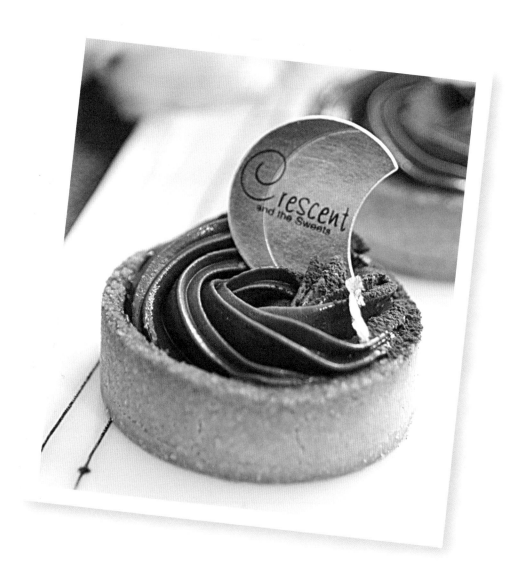

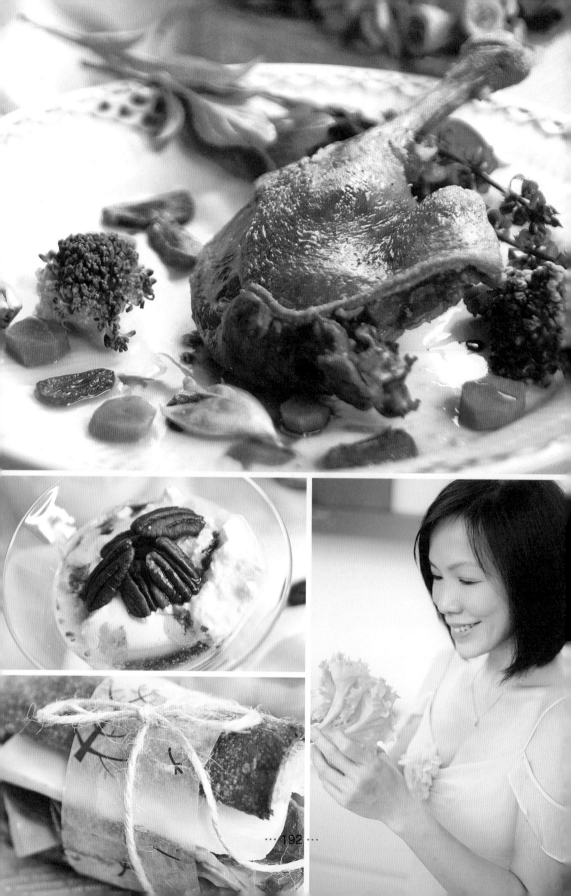